JN025303

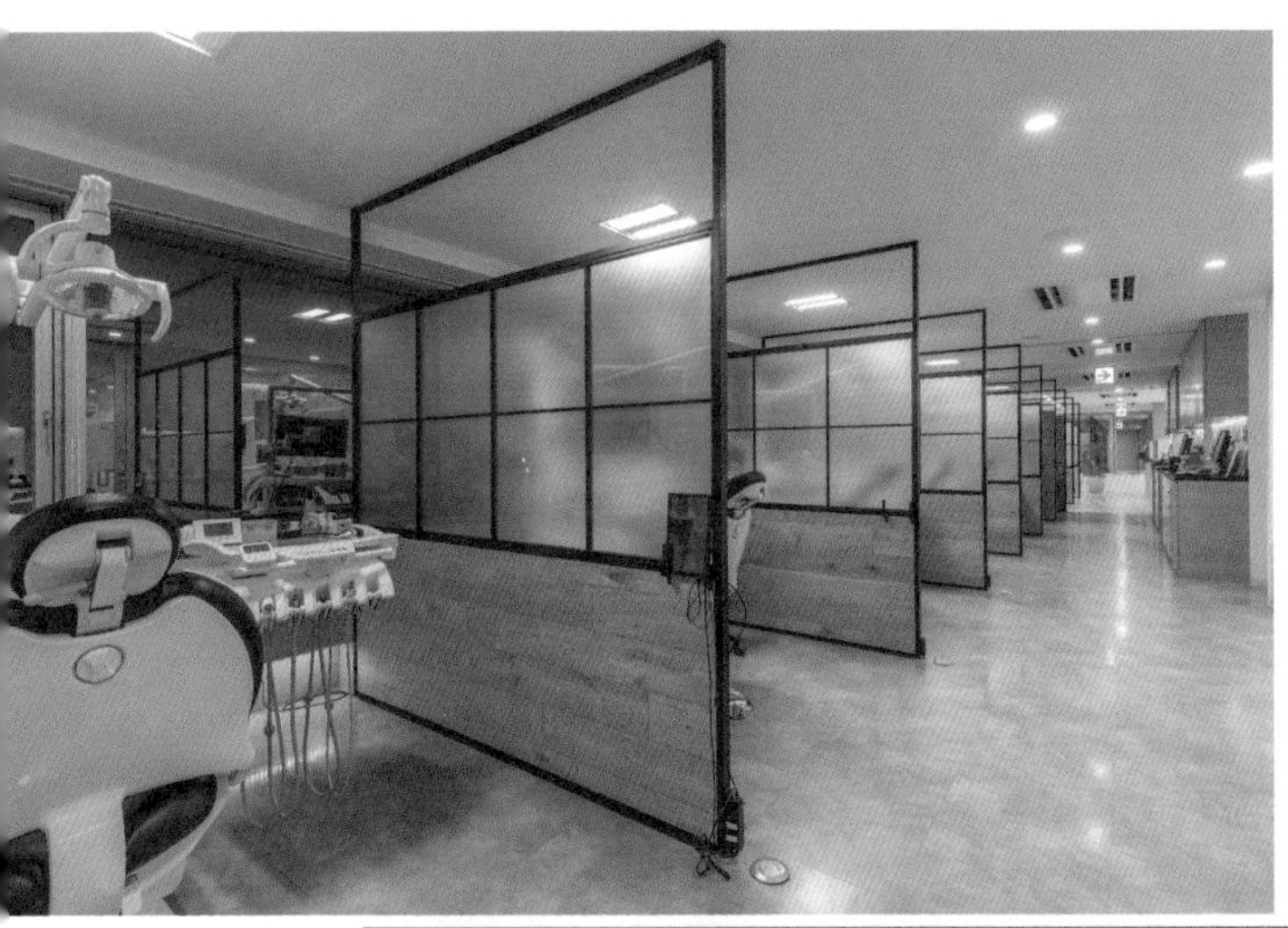

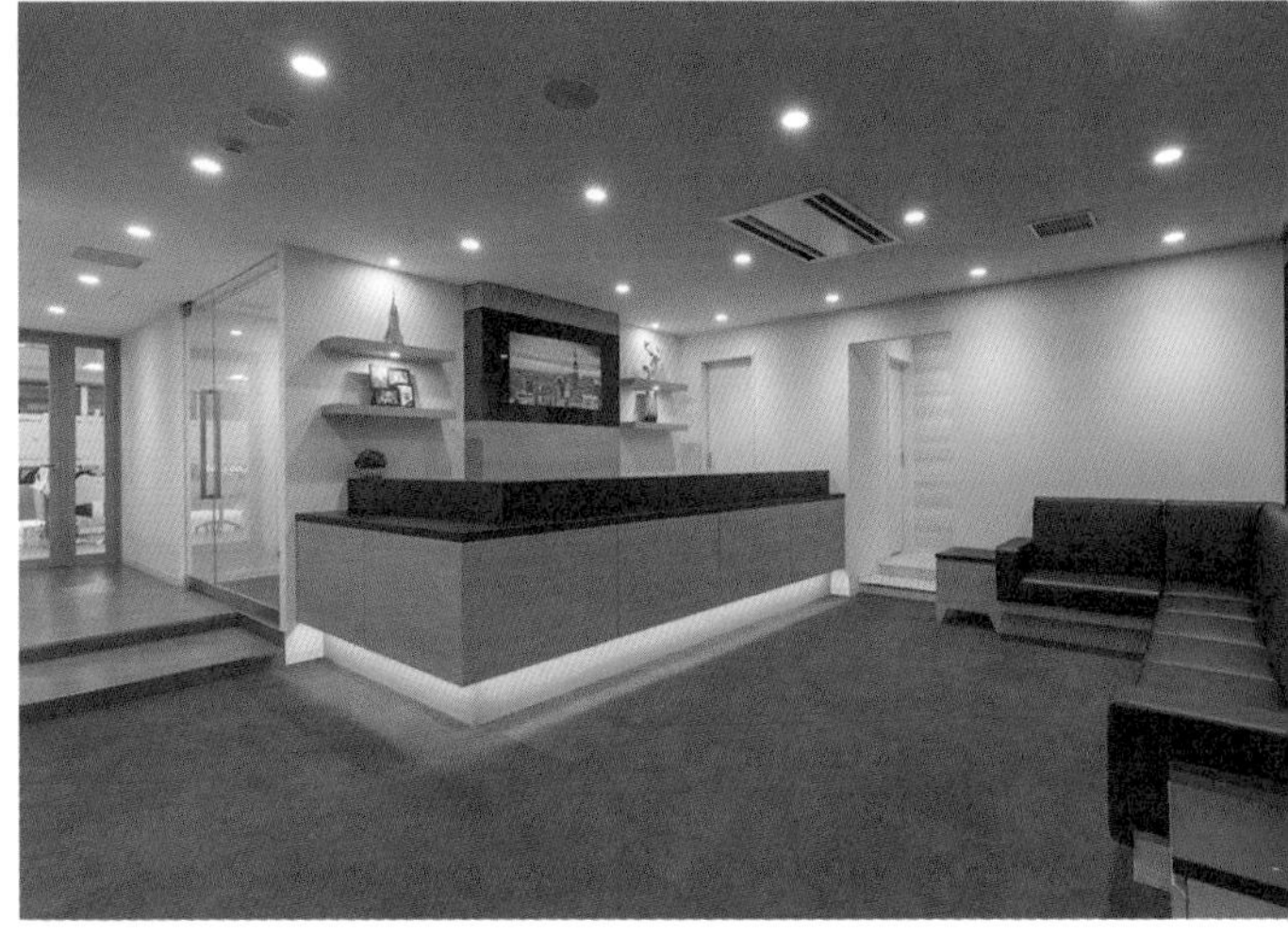

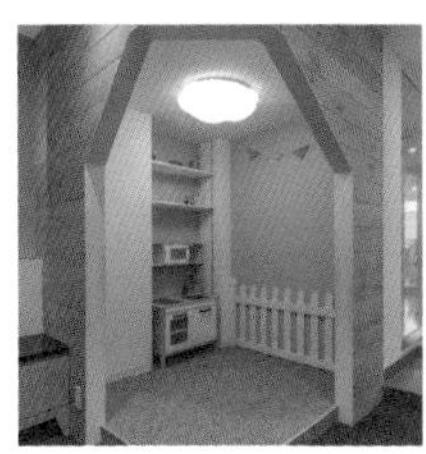

「さかえ歯科クリニック」はユニット13台、スタッフ総勢約20名という地域最大規模の歯科医院です。小田急線本厚木駅から徒歩3分、大型複合施設「厚木アーバンプラザ」内にあり、アクセスも良好。キッズスペースやカウンセリングルームを完備し、広々とした空間のなか患者様がリラックスして治療を受けられる環境を提供しています。

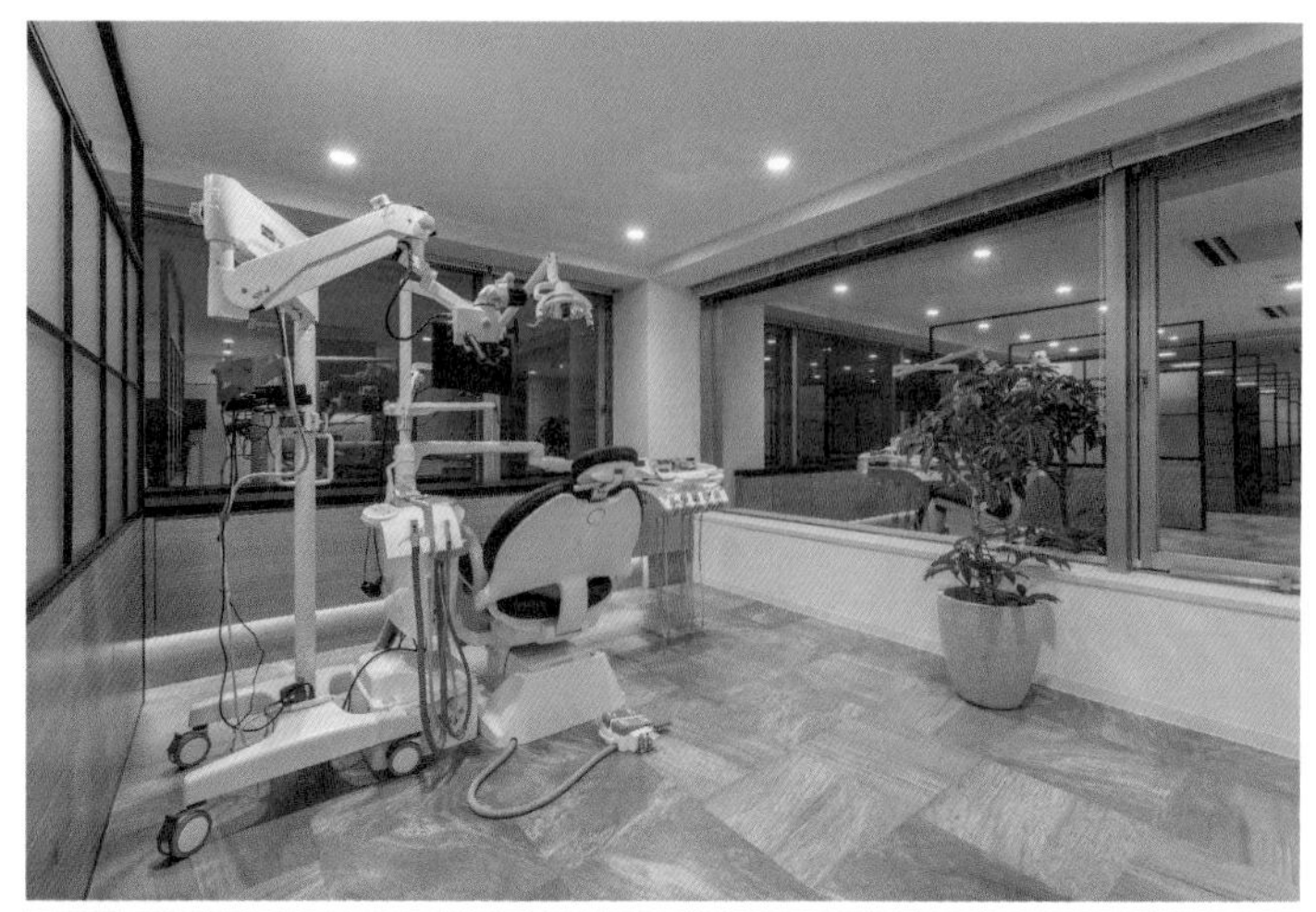

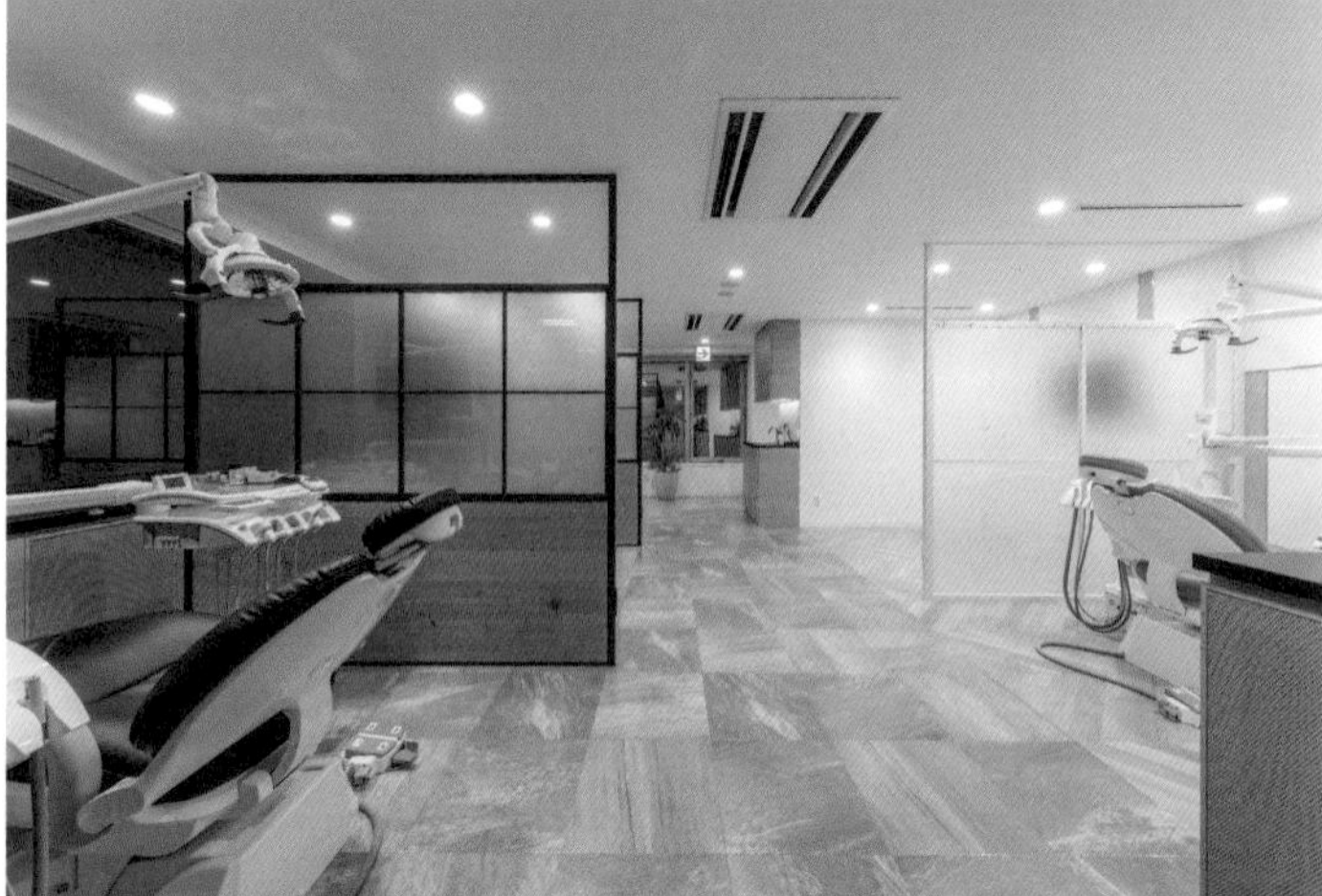

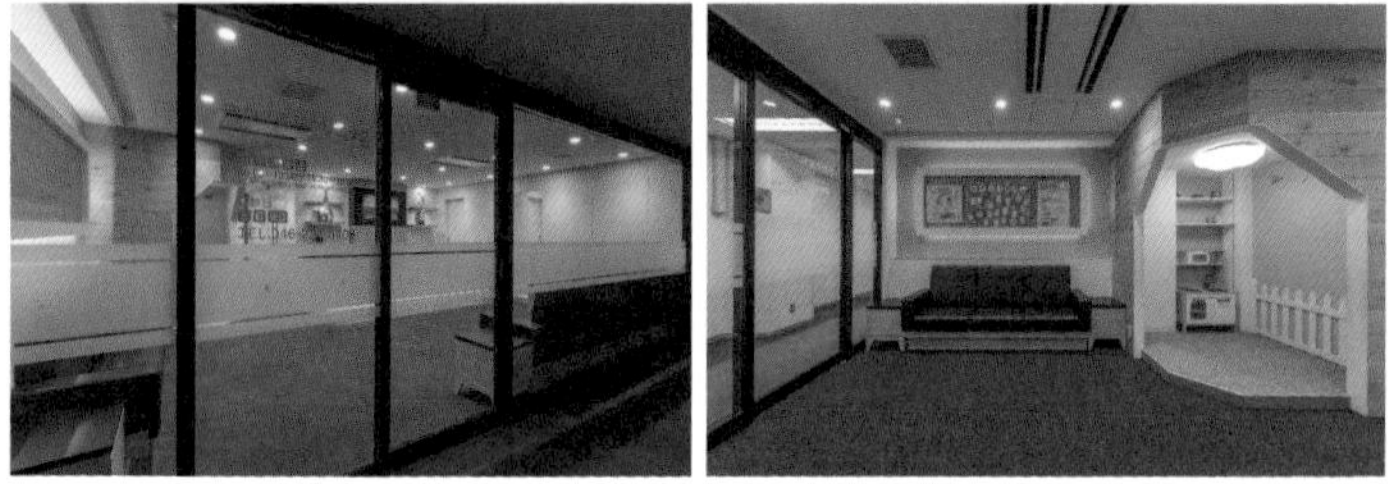

「痛くない治療」「最新の設備」「患者第一主義」「幅広い治療」などを柱に、患者様の満足度と治療精度を追求しています。

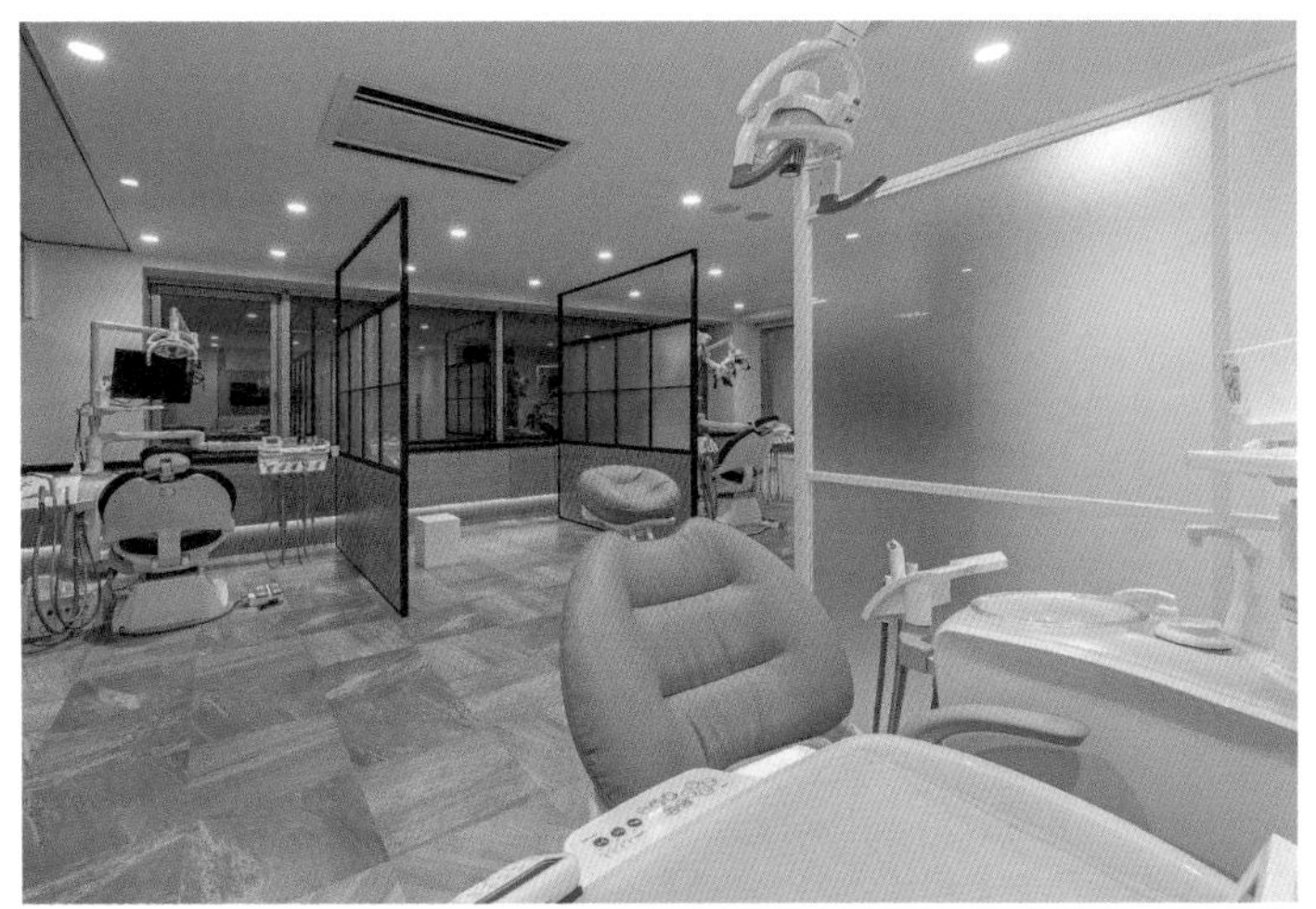

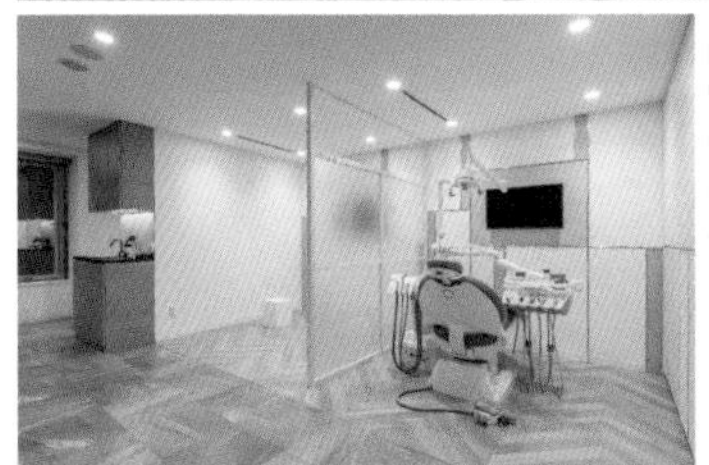

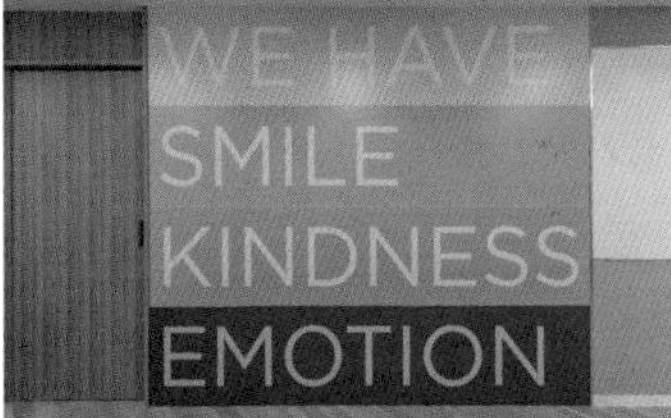

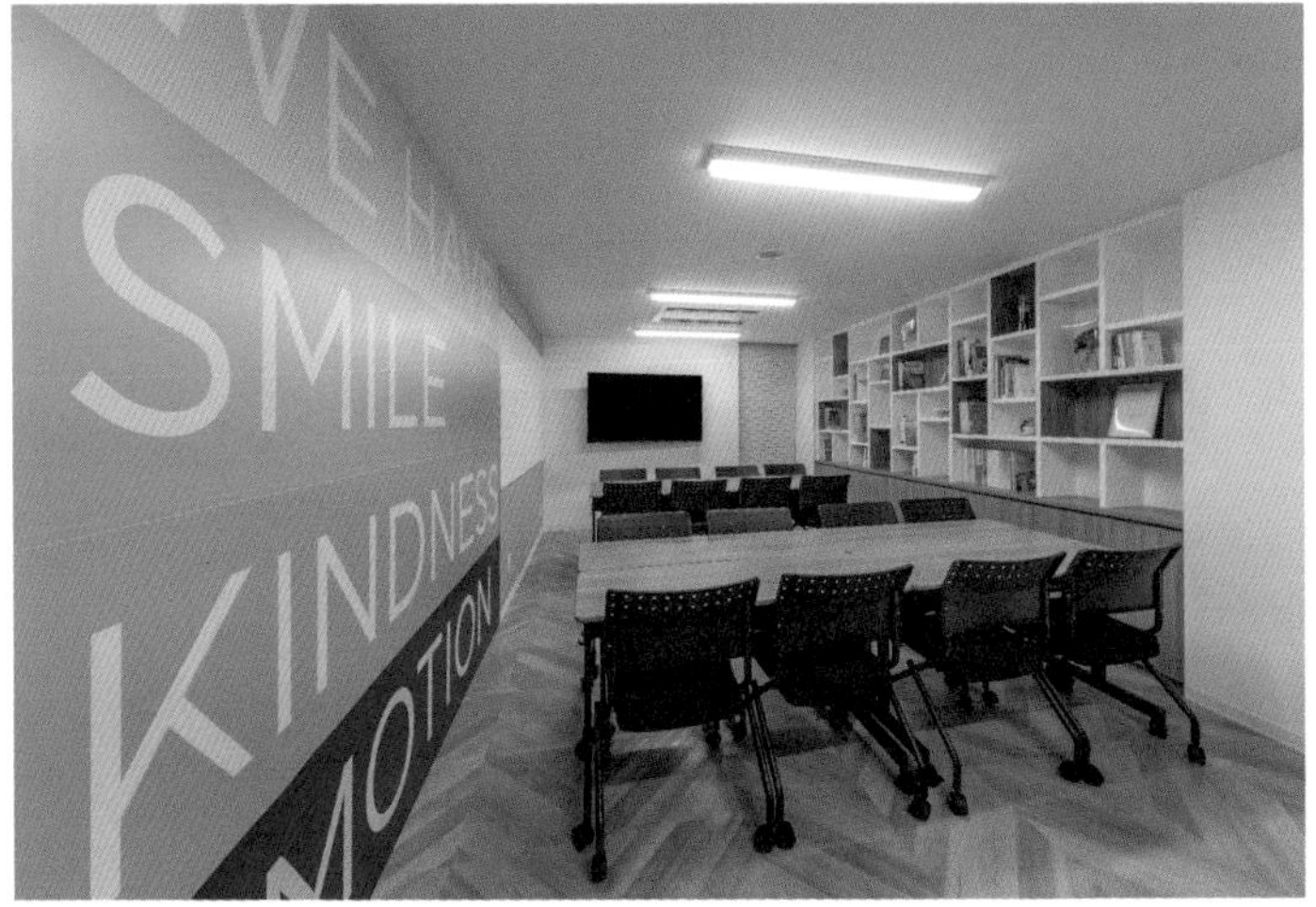

スタッフの働きやすさに配慮した30名規模の余裕あるスタッフルーム、歯科衛生士のメンテナンスのための専用ユニットを配備しているほか、壁には医院理念がペイントされています。

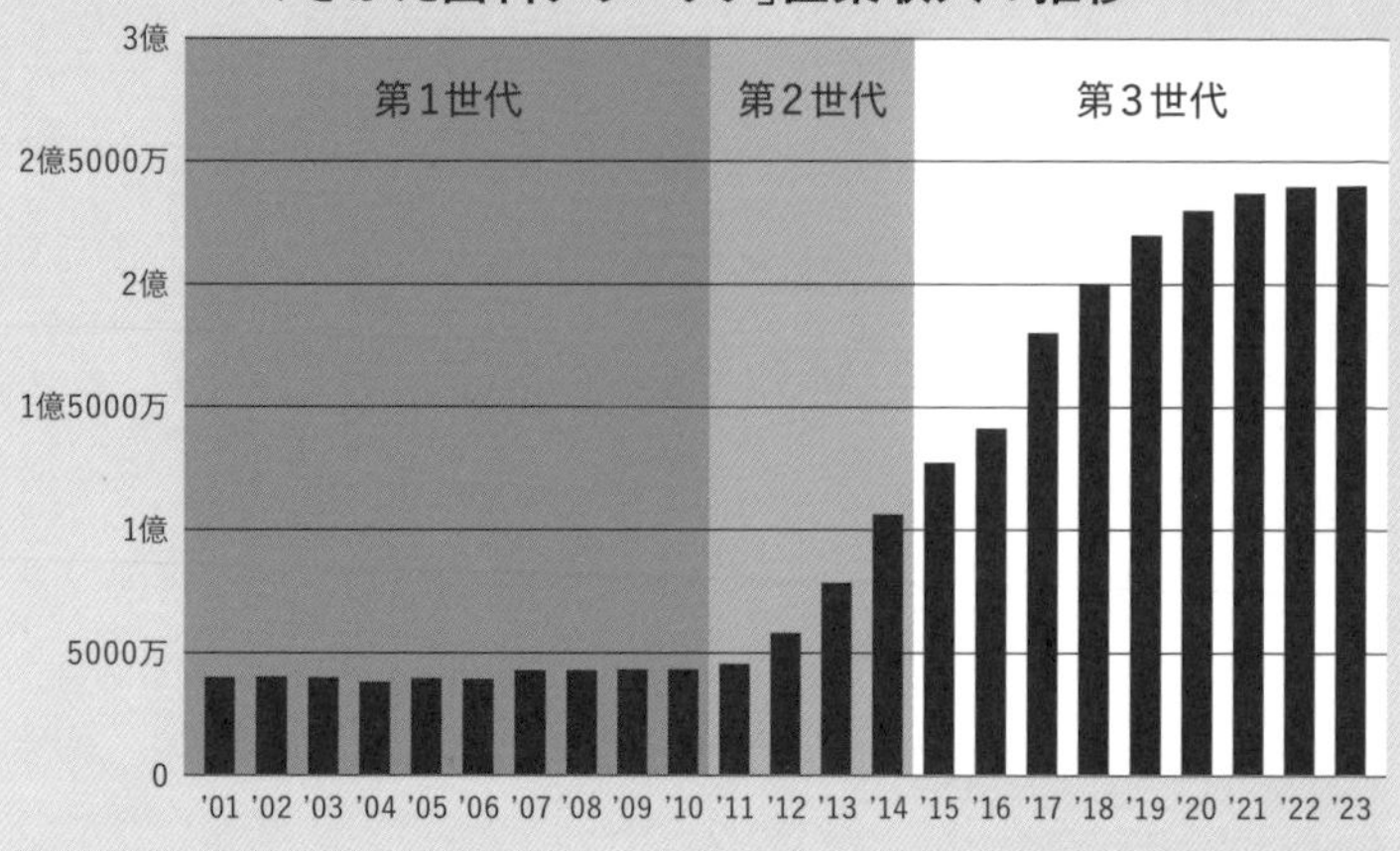

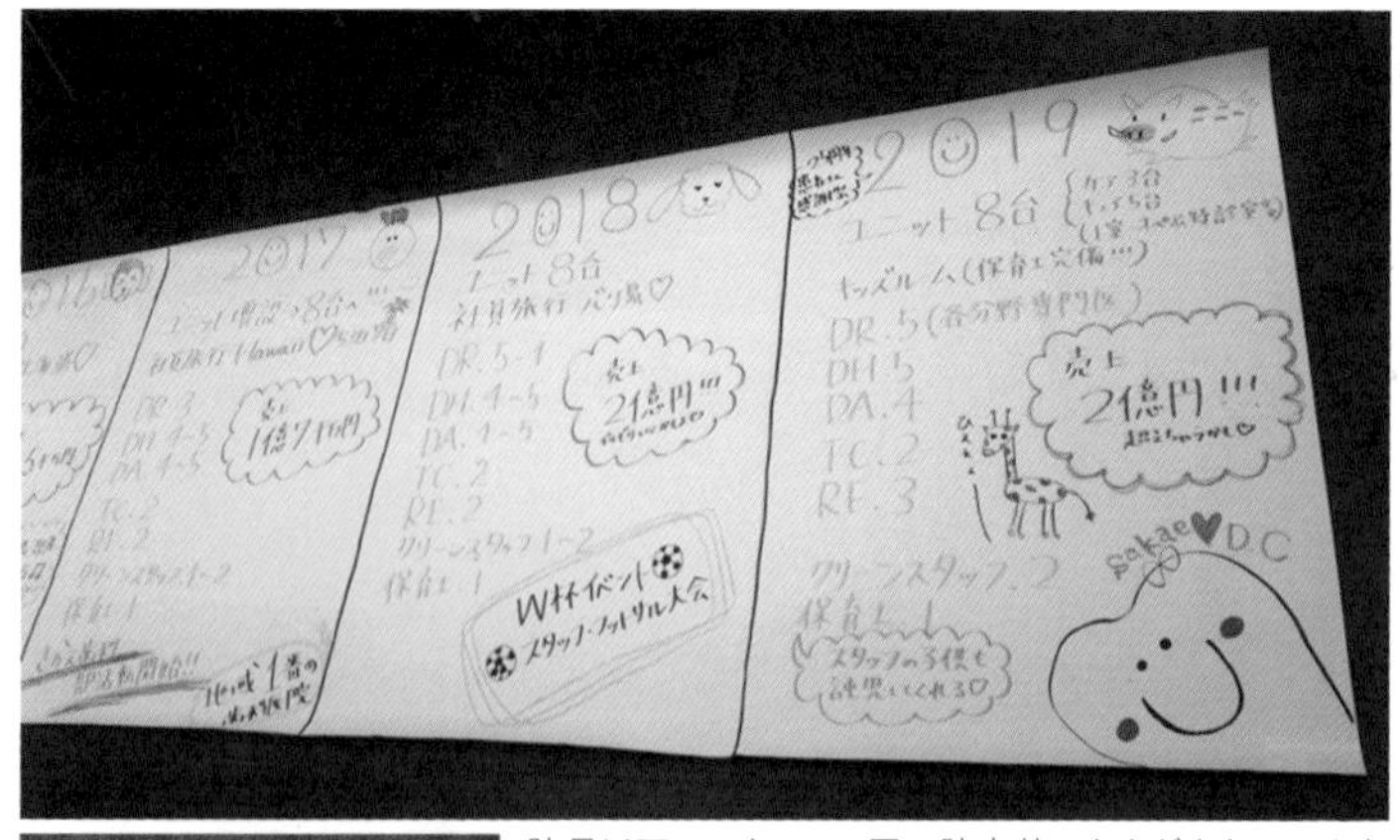

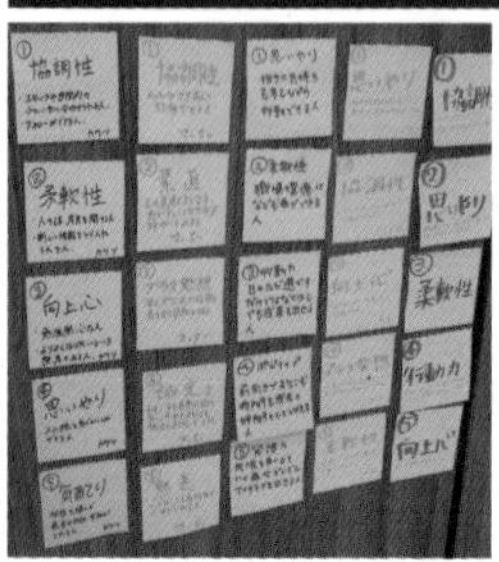

院長以下、スタッフ一同、院内外でさまざまなワークを行いながらチームの結束を図り、すべての患者様に笑顔で帰っていただける良質な歯科治療を目指しています。

医療法人社団SKE
さかえ歯科クリニック

〒243-0018
神奈川県厚木市中町3-3-9 厚木アーバンプラザ5F
TEL046-224-8408

奇跡を導くサーバント・リーダーシップ

スタッフ一人ひとりが輝く
魔法のチームビルディング論

医療法人社団SKE
さかえ歯科クリニック理事長
薩摩林昭

SUN RISE

はじめに

イケメンでもなければ、カリスマ歯科医でもない。まして強力なリーダーシップも持ちあわせていない普通のおじさん歯科医が、どうやってスタッフを巻き込み、地域最大規模の歯科クリニックを作り上げたのか。本書ではそのすべてを語ります。

「なんだ、歯医者の本か」

そう思われて本書を棚に戻そうと思ったリーダー職やビジネスマンの方、少しお待ちください。リーダーシップ論やマネジメント論は、会社や組織がいかに成果を出せるかを目標に進化を遂げてきました。一般企業より過酷と言われる歯科医療でのスタッフマネジメントで成果をあげた記録は、少なからずみなさまの参考になると思います。

私が一定の成果を出せた秘密の一つは、本書のタイトルにもある「サーバント・リーダーシップ」という耳慣れない言葉にあります。その意味を初めて知ったとき、今まさに私自身が実践しているチームビルディング手法だと思いました。

サーバントとは、「奉仕者」や「使用人」を意味します。そしてサーバント・リーダーシップは、リーダーが他者のニーズや成長を最優先に考え、奉仕の精神をもってチームや組織を導いていくという考え方のことです。

特別な才能に恵まれていない歯科医は、院長のイスにふんぞり返っているだけでは誰もついてきません。ただ、私の場合はプライドという名の上下を分ける〝壁〟など最初から存在していなかったからこそ、スタッフ一人ひとりの声に耳を傾け、寄り添い、そして成長を見守ることができたのではないか。そんなふうに思います。

「さかえ歯科クリニック」の歴史を振り返ると、次の3つの世代に分かれます。

勤務歯科医を経て1994（平成6）年に念願の独立開業を果たしたものの、そこから続いた暗黒の15年間を「第一世代」。

過去の自分との決別を誓い、2011（平成23）年に経営塾への参加を機にチームが生まれ変わり、2014（平成26）年に年商1億円を達成した「第二世代」。

そして2015（平成27）年のクリニック移転以降、大所帯となったチームを率いて現在に至るまでが「第三世代」です。

2022（令和4）年に拡張工事を行ったので、正確に言うとそれ以降は第四世代と位置づけることもできますが、ともあれ第一世代は何がどう暗黒だったのか。

そこからたったの3年で年商1億達成とは、いったい何があったのか。

突っ込みどころは、だいたい想像がつきます。もし第一世代の渦中にいる自分がひょいっと時空を飛び越えて今の自分を見たら、同じことを思うはずですから。

暗黒時代の詳細がどうだったのかは本章に譲ろうと思いますが、とにかく「スタッフみんなを幸せにしたい。そのために自分ができることは何でもやる！」という決意をすでに固めていた自称〝普通の歯科医〟の私が、リーダーとして最高のチームを作り上げていくにはこのスタイル、つまりサーバント・リーダーシップしか選択肢がありませんでした。しかし、結果的にその選択が、夢をつかむための唯一の方法だったことは、本書をお読みになればわかっていただけるはずです。

本書をお読みになった方が、何か一つでも実際に役立てていただけることがあったなら、私にとってこんなにうれしいことはありません。

CONTENTS

第2章 運命の出会い 55

第3章 目標は年商1億円！ 77

第4章 開業歯科医としての現在地 97

第5章 読者へのメッセージ 131

序章

歯科医を志す

勉強はしたけれど……

歯科医を志したきっかけは、家庭環境でした。

じつは親戚に医者が多かったんですよ。母方の実家が内科の開業医で、長男（叔父）が引き継いでいます。

それと、父方の叔父さんは外科医でした。

そういう環境で育ったからか、何か特別なきっかけみたいなものがあったわけじゃなくて、ごく自然に医療関係の仕事を意識するようになりました。

子どもの頃の夢といえば、普通は野球選手になりたいだとか、オリンピックに出たいだとか、そんなキラキラしたものをイメージしがちですが、私の場合はそうではなかったですね。もともと運動はぜんぜん得意ではなかったですし、どちらかというと避けていたくらいです。

ただ、医療関係に行きたいといっても、あんまり「頑張ろう」とか、「絶対になりたい」

とか、そういう熱い思いがあったわけじゃありません。むしろ、「自分も大きくなったら、あんなふうになるのかなあ」と、なんとなく思っていた程度です。現実はそんなに甘くはなかったのですが。

実際、勉強のほうはそんなに得意ではなく、高校までは正直あまり良い成績ではありませんでした。勉強は真面目にするんですけれども、なかなか点数に結びつかないというか。

だから受験勉強は、もう本当に大変で。要領のいい人ならひょいひょいっとできてしまうのかもしれませんが、自分はそういう技術とか、テクニックを知らなかったんでしょうね。やってもやっても忘れてしまうんです。

その頃になって初めて、「もっと楽に就ける仕事ってないのかな」なんて思ったりもしましたが、よく考えたら他になりたい職業なんてない。特技らしい特技もなかったので、結局は勉強して医療関係に進むしかなく、いつも悶々としながら机に向かっていました。

医療系に進むにはとにかく勉強しなくてはいけないということで、予備校には高校一年生の頃から通っていました。土曜日になると学校が終わってから、そのまま泊まりがけの特訓講座へ参加したりもしましたが、なかなか成績が上がりません。両親はもちろん、祖父や祖母にも授業料を出してもらっていただけに、申し訳ない気持ちでいっぱいでした。

高校時代というのは、普通はバイクに乗ったり、仲間と一緒に音楽をやったり、女の子と恋愛したりして青春を謳歌する輝かしい時期のはずなのに、私の場合はそういうものは何もなく、とにかく勉強に追われるばかりの日々でした。

親や親族、とくに祖父や祖母から期待はされていましたが、「絶対に医者になりなさい」というような強いプレッシャーがあったわけでは全然なく、あくまでも自分で選んだ道なので文句はなかったです。それなりに、「期待に応えなきゃ」なんて思ったりしながら。

予備校では真面目に勉強をしている人も多かったのですが、医者の息子なんかはそれなりに遊んでいましたし、ちょっと道を外れてしまったような、いわゆるヤンキーも多かったですね。類は友を呼ぶじゃないですけれど、やっぱり似たような友達がまわりには集まっていました。

ただ、普段はやりたい放題やっていても、ちゃんと結果を出せる人はいるんだな、というのが当時の正直な感想です。なんでみんなそんなに遊んでいるのに良い成績が取れるのかと、いつも不思議でした。

一方、私はといえば、超不器用な人間です。勉強とプライベートのバランスをうまく取る、というみんなが当たり前のようにやっていることが難しかったのです。それでも、「いつか、これ（受験勉強）さえ終わればなんとかなる」と信じて、真面目に頑張りました。

コミュ障で陰キャのヤバいやつ

当時は人とコミュニケーションを取ることにかなり苦手意識があって、友達と呼べる存在もまわりにはいません。だから一人で黙々と机に向かっていました。

とくに趣味と言えるようなものもなかったし、息抜きと言っても、受験勉強の合間に軽めに勉強する、くらいしか思いつかない。それくらい、大学に合格することしか頭になかったのです。

人とのコミュニケーションの取り方がよくわからなかったことに加えて、この〝人を寄せつけない空気感〟みたいなものが、次の章でお話しする暗黒時代につながってしまったんだろうな、と今ならわかります。

独立開業以降の15年が暗黒だとしたら、それまでの15年は空白。

学生時代は勉強を頑張っていたつもりではいましたが、今振り返ると大切なことは何もしていなかった。

ちょっとおおげさに言うと、そんな感じです。

当時の私は、今風の言葉で言えば、〝コミュ障〟とか〝陰キャ〟いった感じになるでしょうか。ひょっとしたら、実際に当時の予備校に通っている人たちには、「ヤバいやつ」と思われていたのかもしれません。

今でこそ人とのコミュニケーションは大好きですが、この頃の自分から見ると、そうなるのは、まだまだずっと先の話です。

ただ、このときの勉強の習慣のおかげで、今はいろいろな意味で少し自由になれたので、もし当時の自分に会うことができるとしたら、「その努力はいつか報われるよ」と伝えてあげたいですね。

尊敬する父の背中を見て育つ

父は建設機械の大企業の重役として働いていて、しょっちゅう海外へ出張に出かけていました。当時は為替レートが３６０円に固定されていた時代で、海外へ行ける人は限られていたため、子ども心に誇らしかったことを覚えています。たまに父が海外出張から帰ってくると、日本では手に入らないような物をお土産に買ってきてくれるので、そのたびに私も喜んでいました。

父は帰国すると休日はほとんどの時間を家で過ごし、いつも本を読んだり、勉強したりしていました。そんな父の姿を見ていると、勉強さえしっかりしていれば、将来はお偉いさんになって海外でもどこでも好きなところへ行けるし、バリバリと仕事もできるようになるんじゃないかと思ったものです。

私は「影響を受けた人物」や「尊敬する人物」を聞かれたら、間違いなく父と答えます。それくらい、父の存在は私にとって誇りでした。

もちろん、勉強のことについて、父に聞きたいこともたくさんありましたが、忙しい人だったのでなかなか時間が取れず、しかも父に「デキない息子」と思われるのが嫌だったので、結局は自分で試行錯誤しながら学んでいくしかありませんでした。そのおかげで自分の力で学び、努力していくことがいかに大切かを知ることができたのは、ケガの功名と言えるのかもしれません。

そんな父も、学生時代はやはり相当勉強したと聞いていますし、祖父も医者になるためにものすごく勉強して、激しい競争社会を勝ち抜いたそうです。

たとえば、夜遅い時間まで勉強していることを隣の家に住んでいる友達に悟られないように窓を全部閉めて、部屋の明かりも消して手元だけを照らし、まるで灯火管制のような環境で勉強していた、なんていう話を聞いたこともあります。要は、ライバルを油断させる作戦です。

私はそこまではできなかったので、夜は普通に寝ていましたが、これが家系というものでしょうか。みんなもう、普通に努力ができる人たちばかりだったんです。

一方、母はいわゆる専業主婦でしたが、父が外で活躍している分、きちんと家庭を支えてくれるしっかり者。とてもおしゃべり好きな明るい性格で、家の中をいつも楽しい雰囲気にしてくれていました。

武道とともに過ごした充実の大学生活

1982（昭和57）年、鶴見大学歯学部へ入学。

大学入学後は、タガが外れたように遊びに傾く同級生が多いなか、私はめちゃくちゃ勉強しました。

高校時代は、どんなに勉強しても落ちこぼれていたので、今度こそ落ちこぼれてはいけないと必死に頑張ったのです。唯一変わったのは、クラブ活動へ積極的に参加するようになったことでした。

そう。大学デビューです。

ちょっと言葉の意味が違う気もしますが、ともあれ少林寺拳法部というバリバリの体育会系に入部することになりました。

もともとを正せば、合気道部に入るつもりでいたけれど、大学のキャンパスを歩いていると「おまえ弱そうだな、ちょっと来い」と先輩に無理やり連れていかれたのが、たまたま少林寺拳法部だったのです。

そもそも当時の私には、合気道と少林寺拳法の区別というか、見分けがつかなかったので、仕方がありません。あまり深く考えず、勧誘されるがまま入部することに決めました。

その頃、世界的にジャッキー・チェンの映画が大人気だったこともあり、多くの部員が彼に憧れていました。カンフー映画全般がブームになっていたし、女子部が作られたりして、それなりに人数を集めていましたね。

ただ、そんな世間的なブームとは関係なく、少林寺拳法という武道は私の性に合っていました。あんなに運動が苦手だった私が、なんと卒業するまでの6年間（歯学部は6年制）にわたって続けられたのです。しかも最終的には、二段まで昇段することができました。

歯学部は単位制ではなく、朝9時から夕方の4時半とか5時とかまでみっちり授業があります。しかも実習があるので忙しく、私の場合も「授業→部活→飲み会→帰宅」というルーティンを繰り返す日々でした。

それが本当に楽しかった。

ずっと部活漬けという生活ではなかったのですが、高校時代までの私は勉強以外にとりたててやりたいこともなく、まさに〝空白〟の時間を過ごしていました。それが大学に来て同じ歯科医の道を志す仲間がたくさんできて、たとえば試験前にノートを貸すとすごく喜ばれたし、頼りにされたことが本当にうれしくて。

友人からすると、私は都合のいい真面目クンだったのかもしれません。でも、少なくとも高校時代までは、そういうことさえなかったわけですから。そして少林寺拳法の稽古も、仲間の存在のおかげで最初にイメージしていたよりもずっと楽しく、数多くの貴重な経験ができました。

こうして大学時代の私は、まさに青春を取り戻すかのように、遅ればせながら充実した時間を過ごすことができるようになったのです。

少林寺拳法というとよく勘違いされがちですが、私たちの目的は映画のように派手なアクションをマスターすることではなく、しっかりとした技術と精神を身につけ、人間性を磨くことでした。

そして私がここで学んだことは、人生を生き抜くための大きな財産となり、今でも心の中に息づいています。ちなみに、部活の先輩・後輩は、現在でもＳＮＳなどを通じてつながっていますし、数年前までは年に一回は必ず一緒に旅行へ行くくらいの深い関係が続きました。

廃人寸前まで追い込まれた研修歯科医時代

1988（昭和63）年に大学を卒業後、自宅からすぐ近くでユニットが4台ほどの小さなクリニックに勤務することになりました。

自宅から大学のあるJR鶴見駅までは、東急田園都市線からJR南武線に乗り換えていたのですが、朝のラッシュ時はどちらも恐ろしいほど混みますので、それがイヤになって近所を選びました。

ただ、あまり過激なことは言いたくないのですが、当時の院長というのが、とても個性的というか、インパクトが強いというか、人のメンタルをたたきつぶすような、今の言葉で言うならパワハラ先生だったのです。

さすがに直接的な暴力だけはなかったのですが、座っているイスを蹴られるくらいのことは当たり前。コン、とか、コツン、とかじゃなくて、ガーンと蹴るやつです。

しかも、言葉の暴力をもって人格を破壊しにかかってくるのが、もう本当にやっかいでした。

来る日も来る日も「おまえはダメなやつだ」「おまえはダメなやつだ」と言われ続けると、「ああ、おれはダメな人間だ」と自分で思うようになって、どんどん洗脳されていくのです。

こう見えて私、大学時代はけっこう優秀で、学年全体の成績はいつも上位に入っていたんです。だからわりと自己肯定感が高いまま社会に出たのですが、毎日パワハラを受け続けたことで、結局もとの自己評価に戻ってしまいました。

もちろん、すぐにでも辞めて逃げ出したかったのですが、辞めると言い出せるような雰囲気ではなかった。たとえば、犯罪者に監禁された人質が解放されたあとに、「どうして逃げなかったんですか」と聞くと、「逃げようと思えば逃げられたかもしれないけど、逃げられなかった」と答えるという話をよく聞きませんか?

私にはその気持ちが、とてもよくわかります。

辞めたら何をされるかわかったものじゃないですし、そもそも逃げる気力さえ奪われていて、そこにとどまるという選択肢しかないような錯覚に襲われてしまっているのですから。

昭和のパワハラにひたすら耐える

これは余談になりますが、当時はちょうどバブルの真っただ中で、開業医の先生たちはみんな羽振りがいい時代。私も1年目とか2年目の頃から、自費の治療を担当させてもらっていました。給料は安かったですが。

一方、開業医の先生たちは、みんなうなるほどのお金を持っています。うちの院長も福利厚生という名目で銀座のキャバクラへ通っていて、一晩で何十万円とかとんでもない額を使っていました。

私は毎回運転手を命じられていましたが、その車というのがアメ車（当然、左ハンドル）のキャデラックです。

車に詳しい人なら、当時のキャデラックが日本車と比べてどれだけ長く、かつ大きいかを想像してもらえると思います。運転するたびにぶつけるんじゃないかと、私は毎回ヒヤヒヤ、ビクビクしていました。

おそらくクリニックのなかでは私だけが結婚していなかったので、いいようにこき使われていたのだと思います。今思い返せば、「どのクリニックもこんなものかな」と、どこか他人事のように受け止めていたような気もします。

とにかく私は、ここで何か技術を学んでいつか独立しよう、それまでは頑張って耐え抜こうと心に決めました。

ただ、悪いことばかり起きていたわけではありません。ここで現在の奥さんと出会うことができたからです。

彼女は歯科治療の材料の外資系メーカーの社員で、たまたま私が勤務していたクリニックを訪問した日に出会いました。彼女の美しさに惹かれ、私のほうから声をかけたことがきっかけで仲良くなったのですが、やがてお互いに惹かれ合い、おかげさまで結婚に至りました。

自分で言うのも面映ゆいのですが、それはまさに運命的な出会いだったと、われながら思っています。

結局、そこの医院には6年間、勤めました。ことわざでも〝石の上にも3年〟と言いますから、オーバーしてしまった3年間はもうね、サービスです。

院長のほうはというと、どうやら飽きてきたんでしょう。私に対する風当たりがだんだん弱くなり、しかも私の後釜となる後輩が入ってきたこともあって、院長のほうから私に独立をすすめてきました。しかも「近くだとこっちが迷惑だから遠くへ行け」と言われたのです。

もちろん、私のほうこそ遠くで開業したかったので、願ったりかなったり。お互いにウィンウィンの関係で、独立の準備を進めていくことになりました。

第1章

開業後15年間の暗黒時代

超スモールスタートで独立開業

独立開業を決めたといっても、当時はバブルがはじけて超不景気の時代でしたし、6年間ずっと安月給で働いていたので十分な額の貯金もありません。どうしたものかと悩みましたが、じつは大学を卒業してすぐに父が他界していたので、その生命保険が下りた分を母に借りて開業資金に充てることにしました。

場所は現在のクリニックがある場所から西へ少し離れたところ、厚木郵便局の近くにあったマンションのテナントの一室です。小田急線本厚木駅から歩いて15分くらいかかりましたが、**近くにめぼしい歯科医院がなかったこと、西側一帯に広がる住宅街と駅を結ぶ動線上に位置していたことなどから好立地と判断**しました。

準備期間として1年くらいかかりましたが、1994（平成6）年6月に開業。デンタルユニット（歯科治療用のイス）が2台しかない20坪くらいの本当に小さなクリニックです。屋号は厚木市栄町という町名から取って、「さかえ歯科クリニック」に決めました。

当時は設備にもなるべくお金をかけたくなかったので、**デンタルユニットは中古品を購入。**デンタルユニットの寿命がどのくらいかはイメージしづらいと思いますが、帳簿上の法定耐用年数は7年です。

たとえば、一般的な新車（普通自動車）の法定耐用年数は6年、エアコンも同じく6年、パソコンは4年。業務用の場合は減価償却費として計上するために、それぞれ指定の年数を過ぎる前に買い替えるケースも可能性としてはあり得ますが、実際には多くの会社がそれ以上に長く使っているはずです。

デンタルユニットもこれと同じで、たとえ稼働期間が10年を過ぎていても、まだまだ十分に現役で活躍できます。

しかも、歯科の機器というのは、たいてい一括で新しいものに入れ替えて、使い古しのほうは即廃棄処分されてしまいます。したがって、中古市場というのも基本的にないのですが、私の場合はラッキーなことにたまたまデンタルユニットの業者さんから「他のクリニックで新台との入れ替えがあり、比較的新しい台が余っている」という情報を手にすることができたので、すぐ購入に踏み切りました。

また、テナントは居抜きではなくスケルトン物件だったので自由に設備を整えられる状況でしたが、たとえば一般的に選ばれている壁埋め込み式のエアコンを選ぶと、もうそれだけで100万円超えコースになってしまいます。

一方、**この面積だったら、業務用の大きなエアコンを1台だけ取りつければ十分に快適**になるのではないかと業者に聞くと、まさにその通りだというではないですか。おかげで、空調設備を40万円ほどに収めることができました。20坪という狭さが生きた瞬間です。

スタッフは奥さんのほか、新たに雇ったスタッフがいたので、**2人に内装を手伝ってもらったり、パーティションを自作**したりと、本当に超がつくほどのスモールスタートを切りました。

"暗黒の15年"の幕開け

当初は一日平均で、約12人の患者さんに来ていただいていました。

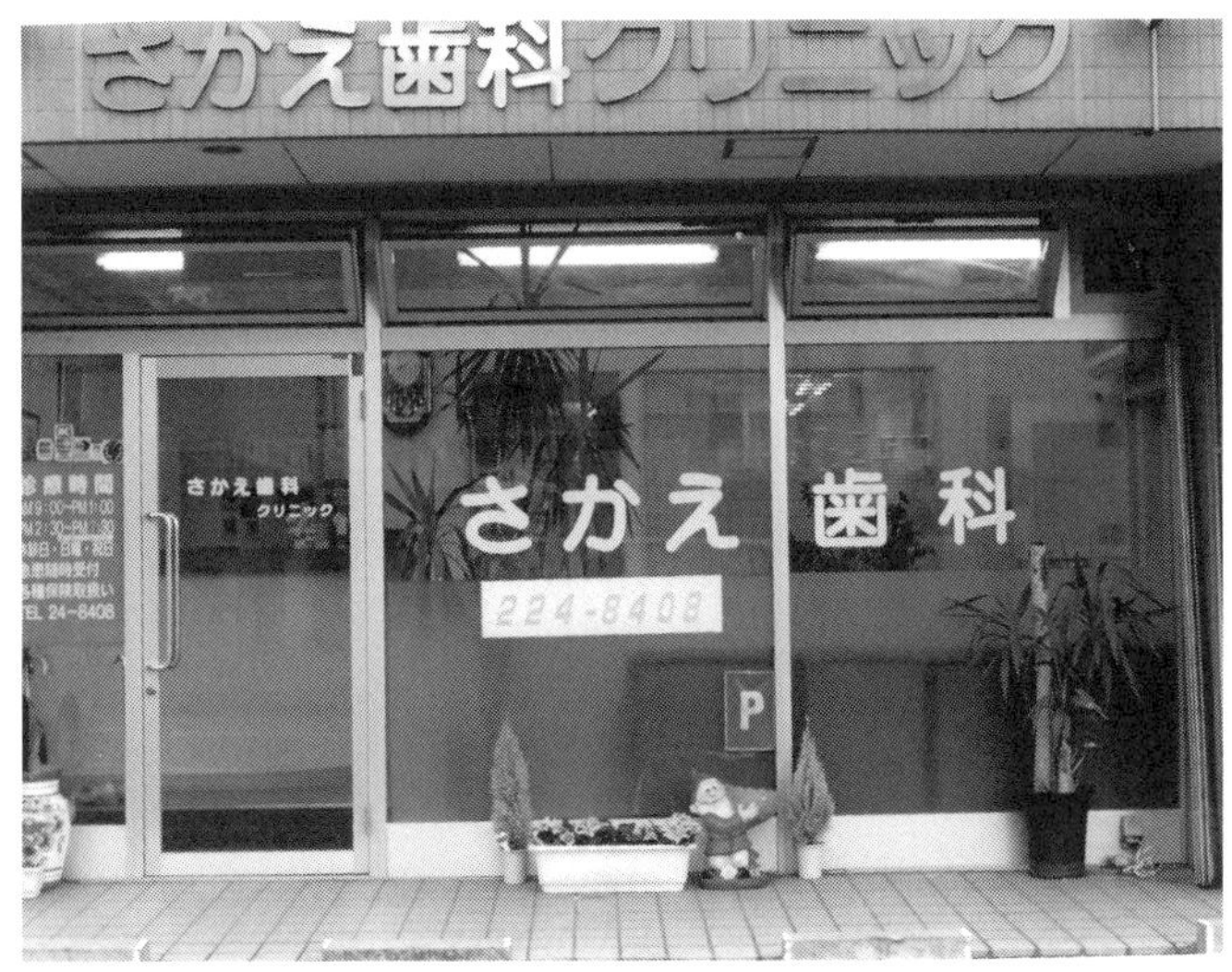

小田急線本厚木駅より徒歩15分の場所で開業。

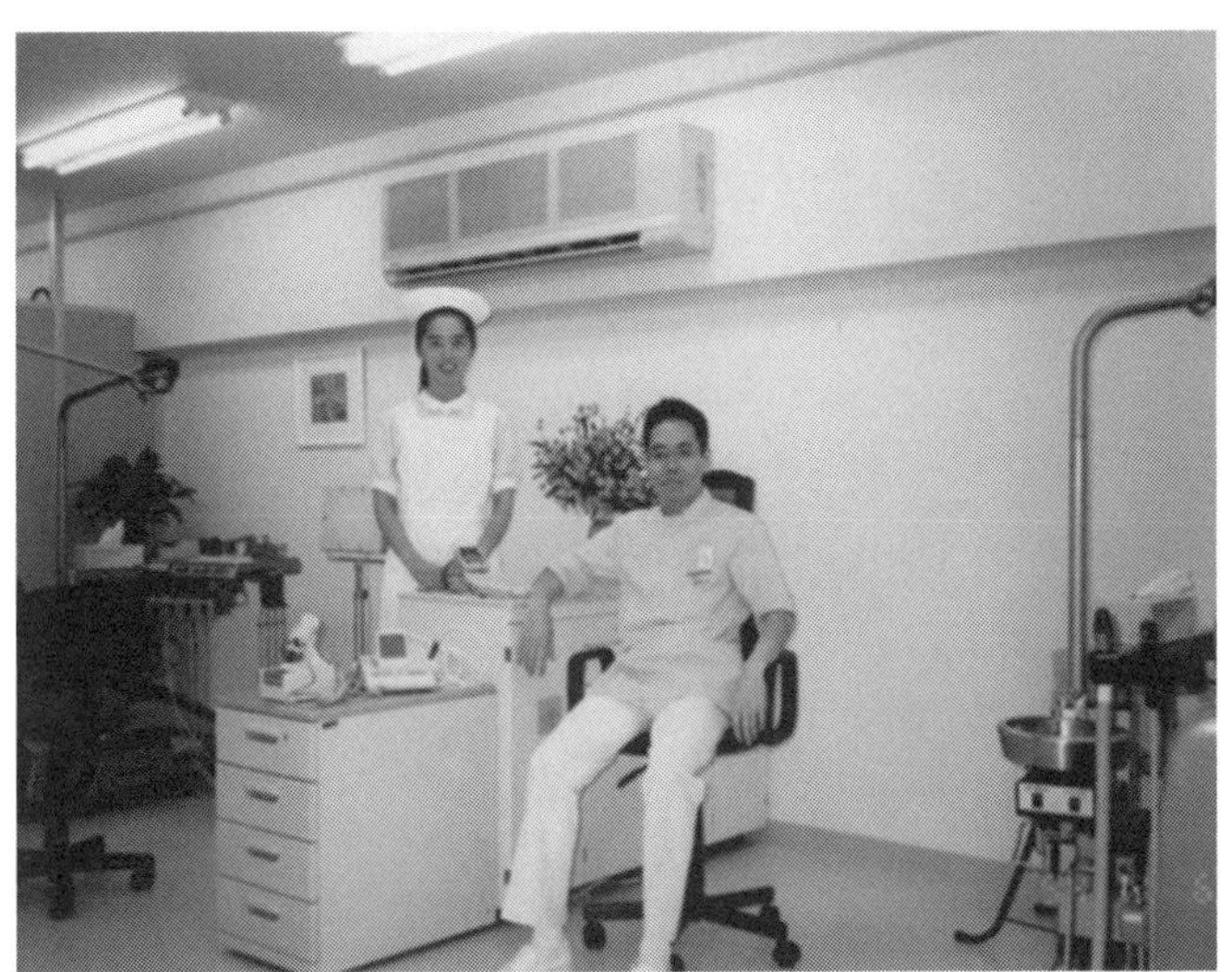

奥さんと二人で開業記念の一枚。希望に満ちた表情。

一人あたりの枠を30分、診療時間は8時間、ユニットは2台。するると、一人30分の枠がフルに埋まれば合計32人を診られる計算になりますが、当時はたったの12人でやり繰りしていました。

売上は年に3000万円を少し超える程度。数字だけを見ると稼いでいるように見えるかもしれませんが、歯科医院業界では月間売上が300万円でも危ないと言われるレベルですから、ギリギリの生活が続きました。

当時は法人化もしていなかったので、クリニックの売上から人件費やテナント料、各種設備の保守費用といった経費を差し引いた額が、ほぼイコールで私の家族の生活費として残るといった形です。ぜいたくなどはまったくしなかったのですが、とにかくお金がない。

どのくらい余裕がなかったのかというと、これは今だから話せるのですが、水道、ガス、電気などの光熱費、それから年金など社会保険料の督促状が、毎月のように届いていたといったらわかりやすいでしょうか。それらをかき集めて、慌ててコンビニへ走って振り込むといったことが、ほとんど常態化していたのです。ただ、奥さんのほうは私

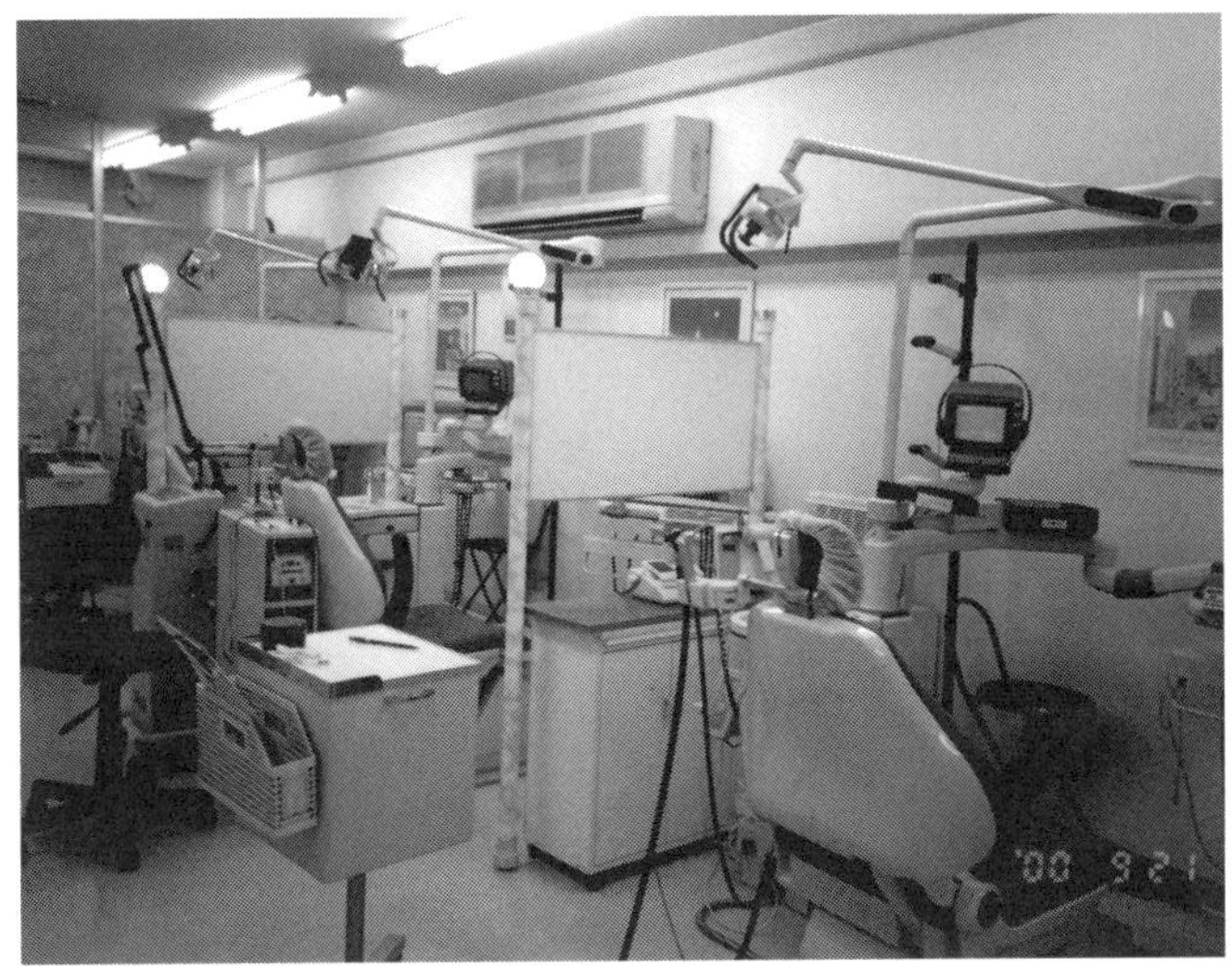

デンタルユニットは中古、パーティションは自作した。

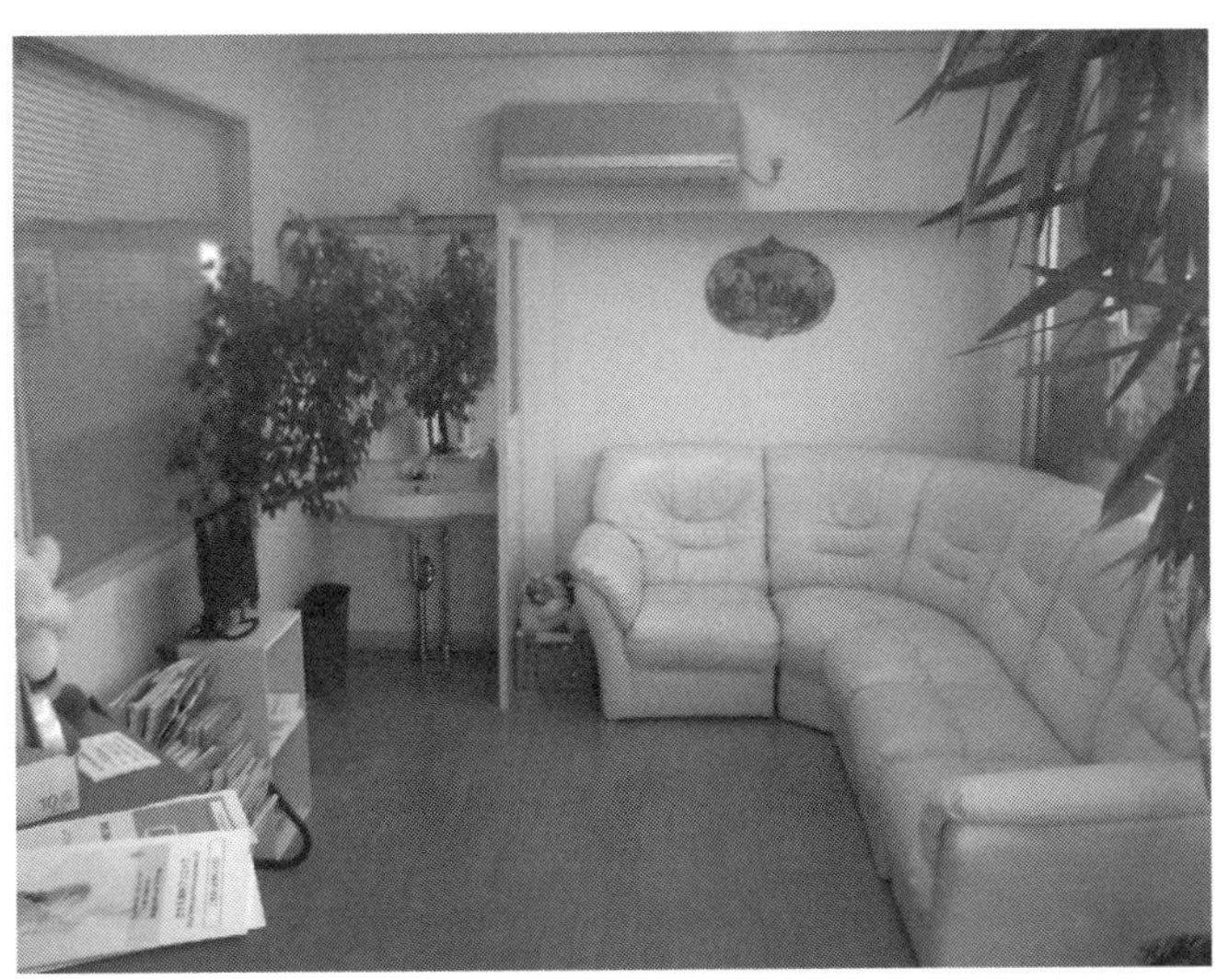

コーナーソファを配した待合室。

と違って楽天家で、あまり節約節約といった窮屈な生活ではなく「なんとかなる」と考えていたようですが。

お金に余裕はなかったけれど、時間だけはたっぷりありましたから、クリニックが休みの日は、いつも子どもの相手をしたり、遊んだりしていました。「今度の休みはどこへ行こうか?」と子どもに聞いたりしながら、なるべくお金を使わないように近場の公園へ行ったりして。

今の若い歯科医を見ていると、いつも忙しそうにしていて、お子さんと遊ぶ時間も満足に取れていないようです。私の場合は、わが子の成長をずっと見守ることができたわけですから、それだけは本当によかったと思っています。

最初の頃は、**「開業当初なんてそんなに患者さんが来なくて当たり前、そのうち順調に増えていくはず」と思って、何の対策もしていませんでした。**

ここから15年間という長い暗黒時代が幕を開けることになろうとは、このときの自分には想像すらできていなかったのです。

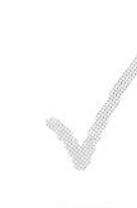

コミュニケーションの断絶

奥さんが出産と育児のため2年目から完全に家庭に入ったので、スタッフを雇うために求人を出したのですが、もう一人増えた頃には**クリニック内のコミュニケーションが完全になくなってしまいました。**若いスタッフと何を話したらいいのかわからなかったのです。

声をかけるとしたら、朝の「おはよう」と、帰りの「おつかれさま」の一日二回。もちろん業務に関する指示出しはしますが、人対人、心と心を結ぶコミュニケーションとしての会話は一切ない。

なぜか。

当時のスタッフの態度が気に入らなかったからです。

患者さんがはけて、ちょっと時間があいたらすぐ雑談。私は歯科医の仕事を一人でこなしているので、なかなか手があかないのですが、それをわかっているはずなのに手伝うそぶりさえ見せない。

さらに、電話が鳴っても誰も出ない。それだけならまだしも、当時のスタッフは呼び出し音が何回で切れるか、面白半分に賭けていたのです。

「9回、10回、11回……」

そして結局、しびれを切らした私が自ら受話器を取り、電話に対応するしかありませんでした。

給料は固定給なので、極端なことを言ってしまえば何もしなくてもお金がもらえるわけです。ボーナスもきちんと出していましたから、それで自発的な動きを期待するほうが無理だったのかもしれません。

レジから毎日お金が消える

まさに無法地帯のような状態は、それからもずっと続きました。

ここから先は完全に愚痴になってしまいますが、当時のスタッフは平気で遅刻をするし、クリニックの都合などそっちのけで休みを取りました。「今日はちょっと風邪ぎみなので休みます」と、当日の朝に連絡が入って、しかも2人同時に休みを取った、なんてことも実際にあります。

あと、これはもう時効なのでお話ししますが、**しょっちゅうクリニックのお金がなくなっていた**のです。さすがに財布から直接抜かれたことはありませんけれど、売上とレジのお金が合わないなんてことは、日常的にありました。

何百円単位の不足は、ほぼ毎日。

月に何度かは、一日の集計後に「1万円足りませーん！」「今日は2万円足りませーん！」と、びっくりするほどの額になるのです。

誰がやったのかは、もちろん察しがついていました。

そんなことよりも、お釣りを万単位で間違えるという、子どもじみたウソが私に通用すると思われていたことにがっかりです。そんなモヤモヤした気持ちを必死に抑えながら、「じゃあ、見つかるまで探して」と伝えるのですが、お金を掠め取った張本人に探してもらっても出てくるわけがありません。仕方なく出金伝票を足りなくなった額に合わせて、はい終了。いつのまにか「伝票を書いたら許される」みたいな感じになっていました。

警察に通報したところでスタッフが辞めて困るのは自分だし、近隣に変な評判が立って困るのはやっぱり自分なので、結局は見て見ぬ振りをするしかありません。そんなことが繰り返されるたびに、私はたった一人で仕事をしているかのような、たとえようのない寂しさを感じていました。

遊ぶことの必要性を痛感

勤務医時代は上司から度重なるパワハラを受ける立場でしたが、独立開業後はモラルが欠如したスタッフにさいなまれる。こんな不条理なことって実際にあるんだ、と感じないわけにはいきませんでした。

ただ、バシッと注意をしたくても、そのやり方が私にはわかりません。ヘタに怒って注意したとして、それでスタッフが辞めてしまったら困るし面倒だし……歯科医としての勉強ばかりして、組織のマネジメントを学んでこなかったツケが、ここで一気に噴き出したのだと思います。あるいはそれ以上に、私はもっともっと学生時代に遊んでおくべきでした。

事実、歯科医で開業した人がすべてこのような道を通るかというと、決してそうではありません。スタッフとうまくコミュニケーションを取って働くモチベーションをアップさせたり、スタッフの良くない行動に対してきっちり注意できたりしていれば、こんな体たらくにはならないでしょう。

そもそも、私立の歯学部に来るような人はみんな実家が裕福だし、学生時代は基本的によく遊ぶので、コミュニケーション能力の高い人が多い。だからほとんどの開業歯科医は、スタッフをうまく管理しているのだと思います。

一方、私の場合は、卒業前の1年間ほど悪友と遊んだ記憶があって、それはそれで本当に楽しい思い出として記憶に残っているのですが、いずれにしても**遊ぶべきときにたくさん遊んでコミュニケーション能力を養い、人間関係を学んでおくことはとても重要**

だったと、このときになって痛感しました。

「採用→教育→退職」の繰り返し

この頃は、**スタッフは採用しても3カ月程度、長くて半年もたたずに辞めていきました。**新しい人を採用しても、また同じように短期間で辞めてしまうのです。

たとえば、あるとき真面目そうな性格を見込んで高卒のスタッフを採用してみたのですが、残念ながらまったく仕事ができません。それでも一つひとつの仕事を粘り強く教えていくことで、なんとか一通りの仕事はこなせるようになった頃に、案の定「辞めます」と言ってきました。

理由は、「目標だった100万円の貯金ができたから」でした。

あっさりしたものです。

求人媒体に掲載しようと思っても費用が高いので、当時はしょっちゅう**ハローワークへ行ったり、新聞の折り込みチラシに掲載**したりしていました。するとポツポツ反応はあったものの、そのなかに優秀なスタッフ候補がいたかと聞かれれば、そうではなかったと答えるほかありません。こちらが選べるほど、人が集まってこないというのが現実だったのです。

仮に、首尾よく採用することができたとしても、イチから仕事を教えなくてはいけないし、いくら丁寧に仕事を教えても、結局またすぐに辞めてしまう。だったら面倒な仕事は全部自分が引き受けよう、という考えになるのですが、当然のように一人の力には限界があるので、いつまでも続けられるわけじゃない。

このようにして、圧倒的な負のスパイラルからなかなか抜け出すことができない状態が長く続きました。

〝ニッチ戦略〟のとんだ勘違い

人材面の話だけでなく、当時はマーケティングやマネジメントの知識もまったくなかったために、「**ニッチ戦略**」**を勘違いして大失敗**したこともありました。

その頃の歯科業界は、インフォームドコンセントという考え方自体が、まだありませんでした。ユニットのイスに座ったら、すぐにガーッと治療が始まる。あるいは、「この治療方針で行くから言うことを聞け」みたいな上から目線で、患者さんが異論をはさむ余地などほとんどありませんでした。

一方、私の場合は、とにかく時間だけはたくさんあったので、患者さんにレントゲン写真を見せたり、図や絵を描いたりしながら「こんな選択肢がありますよ」「どの治療を選びますか」と説明するようにしていました。

患者さんのために、という思いも当然ありましたが、一番の理由を聞かれたら「とにかく暇だったから」です。

そんなふうにして治療を続けていた頃、「あそこは治療法まで丁寧に説明してくれる」「患者側の話を丁寧に聞いてくれる」と、どうやら評判を呼んだらしく、患者さんがにわかに増えた時期がありました。

よくわからないけれども、なにかしらの手応えを感じていた私は「この方向性で行こう」と思い、親切丁寧を心がけてますます説明に時間をかけ、患者さんの声に耳を傾けるようになりました。

ただ、実際に集患がうまくいっていた理由は、そこではなかったのです。私自身、当時は高額な自費診療には手を出さず、保険の範囲内でしか治療をしていなかったので、費用が安い。いつもすいていて待ち時間がほとんどないので、すぐ診てくれる。知り合いに会うこともないので、プライバシーも保たれる。

つまり、**安くて早い。人気の秘密はコレでした。**

さらに地域住民の方々にとっては、ここに「近い」が加わるので、一定の層に人気が出るのは当たり前だったのです。しかも患者さんの思い通りに治療を進められると来れば、あまりうれしくない形で人気が出るのも、今ならうなずけます。

長いことこうして〝ニッチ戦略〟を勘違いしたままそちらの方向へ走り続けてしまったので、気づいたときには「安い」「早い」「近い」を求める患者さんばかりが増えてしまいました。

それだけならまだしも、たとえば高額な自費診療をなんとか保険内でやってくれないかと、無理難題を迫ってくる人もいました。こちらが安易に譲歩すると、どんどんつけ込まれてしまうので、〝都合のいい歯科医〟に成り下がらないためにも、無理な要求だけは必死に断っていたのですが。

迷走の上に迷走を重ねる

また、インターネットが普及していない時代でしたから、町の歯科医院にとって集患手段は基本的に患者さんからの紹介だけが頼りでした。

そこで、自分でも集患のために対策をしようと、いろいろ小細工を施したこともあります。人通りが比較的多い道に面していたので、**通行人に〝うちは人気の歯科医院ですよ〟とアピールしたかった**のです。

当時のクリニックは、外から院内の様子が見える造りになっていました。診療中はユニットを隔てるパーティションの上に取りつけたライトが光るので、たとえば患者さんがいないときも明かりをつけっぱなしにして、患者さんが途切れていないように装ったりもしていました。自作したパーティションのおかげで、外から見ただけでは患者さんがいないことまではバレません。

あるいは、玄関に誰もはいていないスリッパをたくさん並べておいたことも。私はもちろん、スタッフにも玄関から出入りしてもらって、〝見せ靴〟をしてもらったりしていました。

聞いたことがないですよね。スタッフの靴が玄関に置きっぱなしになっているクリニックなんて。

今考えたら「何やってるんだろう……」と思うのですが、マーケティングの知識がないと、こんな状態になってしまいますよ、という悪いお手本のような状態です。

2009（平成21）年に**外観や内装をリニューアルしたものの、内情はまったく変化なし。**焼け石に水です。

この頃はもう、努力が変な方向へ行ってしまって、迷走の上に迷走を重ねていました。

経営的には自転車操業。

スタッフからは理解が得られない。

私は精も根も尽き果てていました。

最終的には、自分で開いたクリニックなのに、毎朝出勤するのが嫌で嫌で仕方がなくなっていました。

自分の意思とは裏腹に、足がどうしても前に進まない。というよりも、進んでくれないのです。歩道のちょっとした段差でさえなかなか越えられない、なんてこともありました。

それくらい、身も心もボロボロだったのです。

自分で自分の首を絞めていた

正直に告白すると、じつは暗黒時代が始まって最初の3年くらいは、そのうちなんとかなるだろうと高をくくり、楽観視していました。

「次こそ、いいスタッフが来てくれるだろう」

「このクリニックを変えてくれる誰かが現れるだろう」

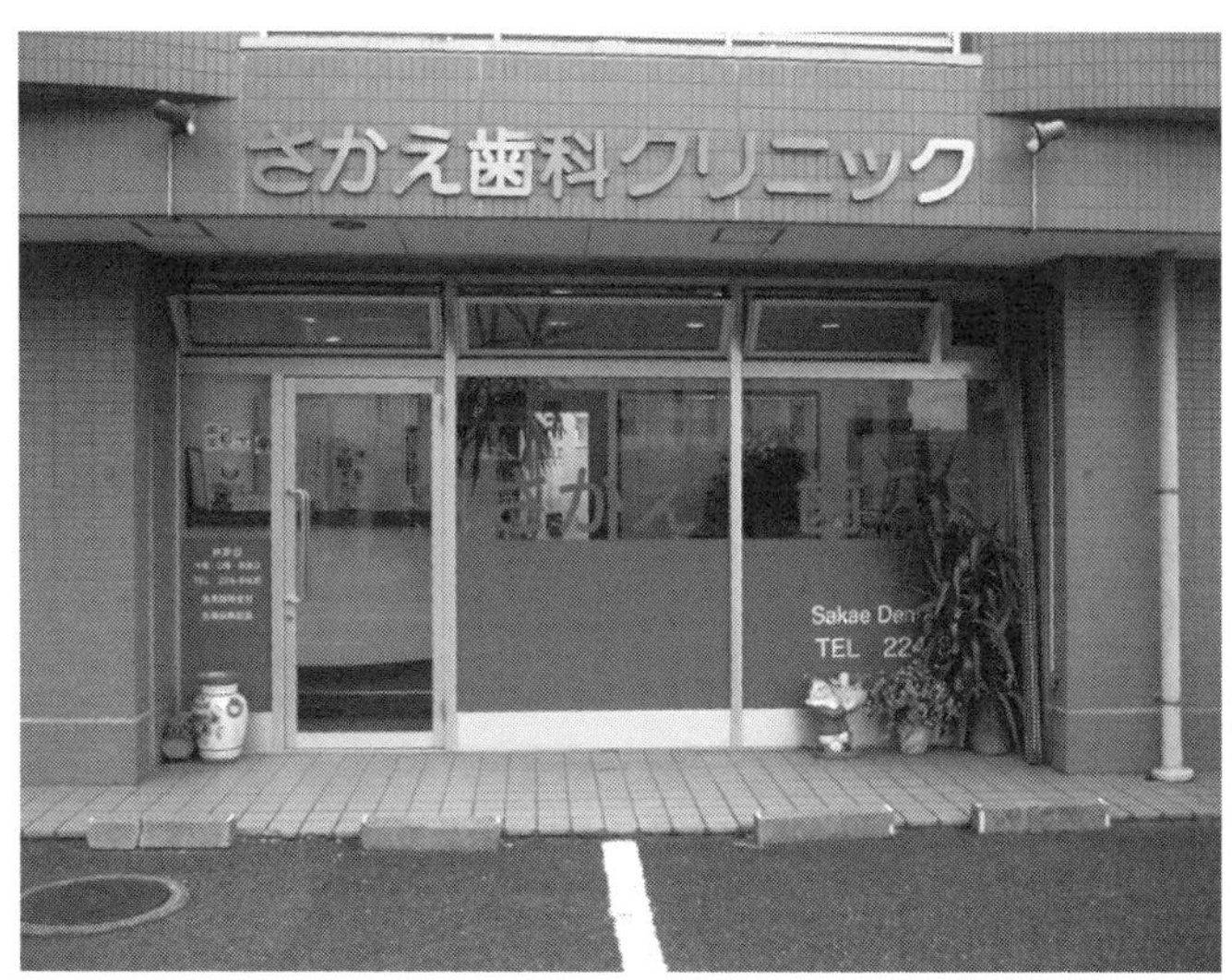

2009（平成21）年、外観を再ペイントしてリニューアル。

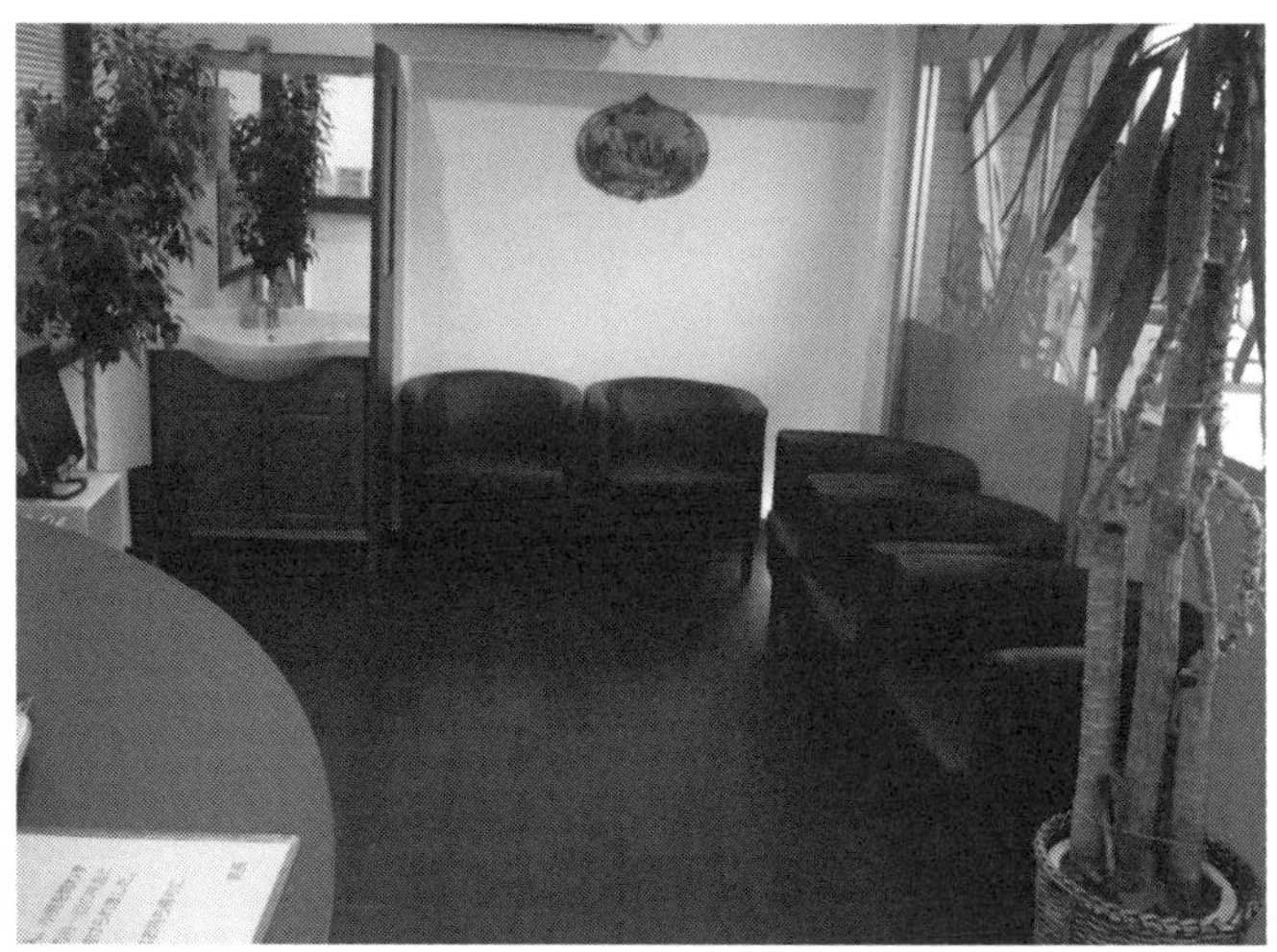

一人掛けソファの設置や洗面台キャビネットの増設など、内装も一新したが……。

――そんなことを思っていましたが、なんとかなるわけがありません。

「ああ、今回もダメだったか」

「でも、本当に本当に今度こそは……」

要するに他力本願、人任せのビジネスマインドでしたから、考えが甘かったのは自分のほうだったのです。

しかもそのクリニックでは、だいたい一日30人から40人くらいの患者さんを診るので忙しいのですが、うちはたったの十数人。圧倒的に仕事はラクです。

ただ、スタッフに対して「こんな暇な職場で働けて、むしろ感謝しろ」という、今考えれば筋違いにも程があるような怒りを覚えたとしても、当時の私にはそれがおかしいと気づくことはできなかった。

気づいたときには、15年の歳月が流れていました。

あらためて振り返ると、当時のスタッフたちは私のクリニックでの勤務がつまらなかったのだと思いますし、「ここにいるとダメになる」とも考えていたのでしょう。職場に来てただただおしゃべりをして、患者さんが来たら少しだけ働いて、時間が来たら定時で帰る。しかも、やりがいはゼロ。そんな生活がずっと続くと考えたら、誰だって嫌気が差すに決まっています。

スタッフだって、ただラクなだけの職場を求めていたわけではない。働きがいさえあれば、もっと自主的に動いてくれたはず。一つのチームとして、クリニックを一緒に盛り上げてくれたのかもしれない――。

こうした反省が生かされるのは、もう少しあとになってからのことでした。

「さかえ歯科クリニック」経営Memo

暗黒時代編

☑ **住宅街と駅を結ぶ動線上**に位置していたテナントで開業。

☑ **約20坪**のスペースに**デンタルユニット2台**というスモールスタートを切る。

☑ ユニットはすべて**中古品**、高額な埋込式エアコンではなく**通常の業務用エアコン**を選択、**パーティションを自作**など、コストを最小限に抑える。

☑ 患者数のキャパは一日最大32人だったが、**平均来院数は一日約12人**。

売上は**年間3000万円**程度。

☑ 「開業当初なんてこんなもの。そのうち順調に増えるはず」と高をくくって、**何の対策もしなかった**。

☑ 院内のコミュニケーションは**完全に断絶状態**。

☑ 毎日のように**集計金額とレジのお金**が合わなかった。

☑ 学生時代にもっと遊んで**コミュニケーション能力**を養い、**人間関係**を学んでおくべきだったと痛感する。

☑ スタッフは**3カ月〜半年**で次々と辞めてしまう。

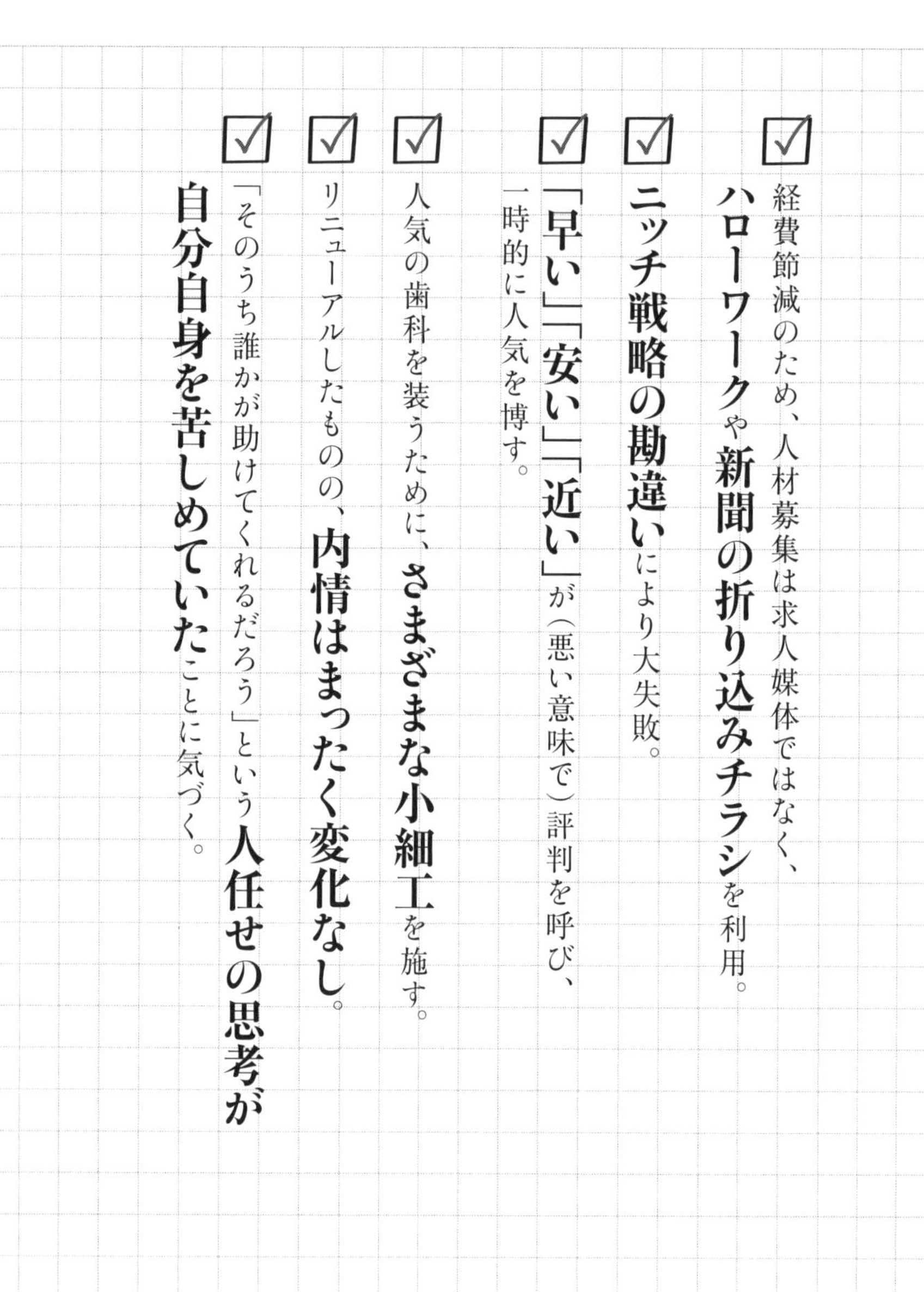

- 経費節減のため、人材募集は求人媒体ではなく、**ハローワーク**や**新聞の折り込みチラシ**を利用。
- **ニッチ戦略の勘違い**により大失敗。
- **「早い」「安い」「近い」**が（悪い意味で）評判を呼び、一時的に人気を博す。
- 人気の歯科を装うために、**さまざまな小細工**を施す。
- リニューアルしたものの、**内情はまったく変化なし**。
- 「そのうち誰かが助けてくれるだろう」という**人任せの思考が自分自身を苦しめていた**ことに気づく。

第2章

運命の出会い

藁をもすがる思いで経営塾に参加

なんとかしたいけれど、何をどうしていいのかがわからなかった時期は長く、気づけば開業から15年という月日が流れていました。

ちょうどそんな頃の話です。

2010（平成22）年10月、**神奈川県の歯科医師会が主催する講習会の経営セミナーに参加**することにしました。内容はスタッフマネジメントを通して地域一番の歯科医院作りを目指すという、すごくちゃんとした勉強会です。

講師は「地域一番実践会」を主宰する岩渕龍正氏。

ただ、この歯科医師会でのセミナーは入門編といったところで、詳しく学ぶには本体の経営塾を受講する必要がありました。

当時は歯科医院専門の経営セミナーや経営塾というのがまったくなく、たまたま手にしたチラシを見て「これだ！」と直感した私でしたが、参加するためには何十万円もの費用がかかります。

当時はぜんぜんお金がなかったので迷いましたが、この時期、近隣に新たな歯科クリニックがオープンしたこともあり、患者さんの数も収入も減っていく一方で危機感を募らせていたところです。

結局、現状を変えたい、なんとかしたいという思いのほうが圧倒的に強く、藁をもすがる思いで参加を決めました。

そしてまさにこの出会いこそが、開業以来続いていた暗黒期を脱する大きな転機となったのです。

仲間のキラキラした姿に衝撃を受ける

２０１１（平成23）年2月、いよいよ経営塾のスタートです。

年間４回の開催日があり、開催当日は11時〜18時くらいまでたっぷり時間を割いて講習がありました。

参加者はまず、いくつかの小さな集団に分かれてチームを編成し、リーダーやサブリーダーなど、それぞれが担当する役割を決めていきます。そして、各回のテーマに沿った「実践事例」についてチームで話し合い、実際に行った取り組みをレポートにまとめて提出します。そのなかで優れたレポートについては、主催者が制作している冊子に掲載されるとともに、成績が優秀だったチームが表彰される、というのが大まかな流れでした。


じつを言うと、参加する前は「どうせ経営塾に参加する人なんて、自分みたいに経営に行き詰まったり、困ったりしている人ばかりだろう」という勝手な思い込みがありました。

ところが、いざ経営塾へ行ってみると、参加者はみんなとてもよく勉強しているし、院長先生とスタッフで参加しているクリニックもあって、すごく仲がいい。本当に驚きの連続でした。ここにはそんなふうにして、全国からやる気に満ちあふれた人たちが集っていたのです。

15年間の暗黒時代を経てすっかり濁ってしまった私の目には、参加者のみなさんがキラキラとまぶしく輝いているように見えました。うまく言葉にできませんが、「なんかすげえ！」と、衝撃を受けたのです。

未来への希望にあふれていた開業前を振り返ると、**もともと私はこんなふうになりたかったんだ、と思い出しました。**

「自分がなりたかった姿が、ここにはある」

そう思えたのです。

また、講師の方の話はどれも知らなかったことばかりで、**私はすべてを吸収する、という勢いで必死にノートへ書き込みました。**

ちなみに、今でもそのノートは大切に保存しています。そのときは自分でも気がつかなかったのですが、大きな目標を持って思考を現実化するためには「紙に書く」ことが非常に効果的と聞きますので、自分の場合もこの習慣が成功につながった要因の一つと言えるのかもしれません。

変わったのは自分だけだった

それからは猛勉強の嵐です。マーケティング、マネジメント、自己啓発、人材教育、成功哲学など、経営塾の参加者の仲間が「良かったよ」と教えてくれた他のセミナーや研修会があれば、すぐに申し込んで参加していました。この頃は、勉強して知識を得ることが快感に変わっていくのを、自分でも感じていました。

　たとえば、経営塾では「成功の3条件＋1」として、素直、プラスの発想、勉強好きという3つの条件に「情熱」というプラスワンが欠かせないことを学びました。

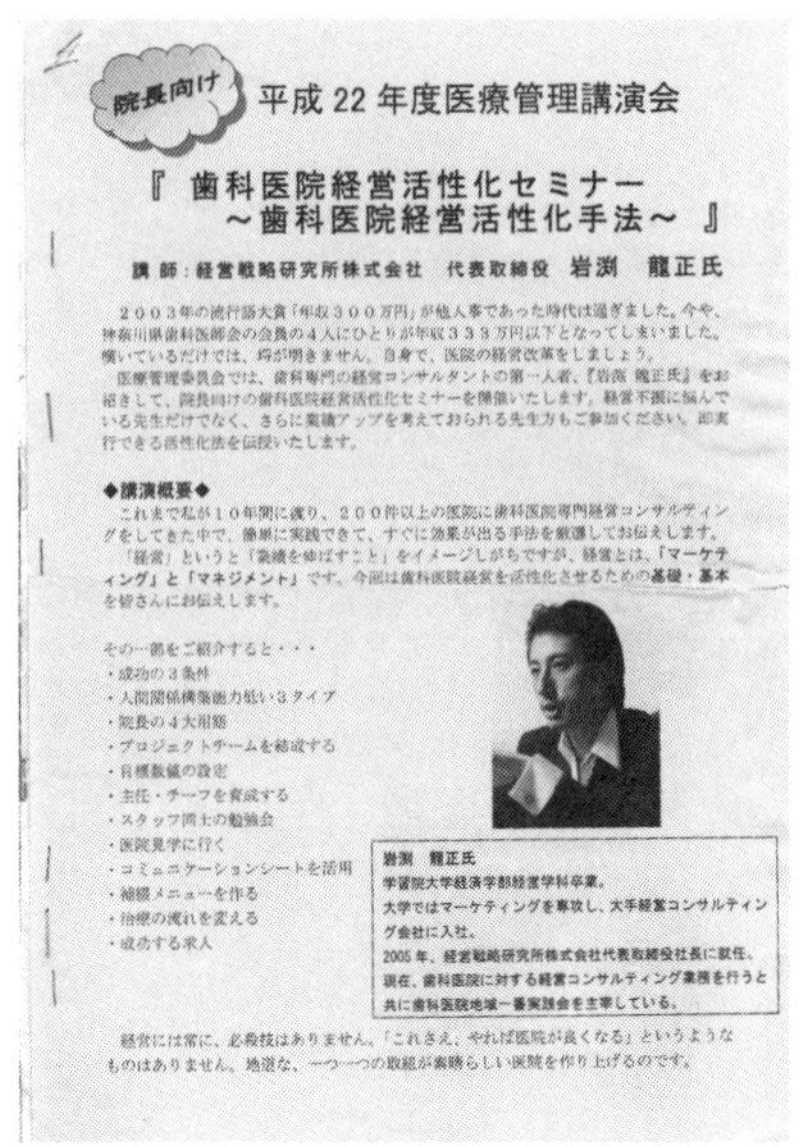

院長向け

平成22年度医療管理講演会

『歯科医院経営活性化セミナー
～歯科医院経営活性化手法～』

講師：経営戦略研究所株式会社　代表取締役　岩渕　龍正氏

２００３年の流行語大賞「年収３００万円」が他人事であった時代は過ぎました。今や、神奈川県歯科医師会の会員の４人にひとりが年収３３３万円以下となってしまいました。嘆いているだけでは、埒が明きません。自身で、医院の経営改革をしましょう。

医療管理委員会では、歯科専門の経営コンサルタントの第一人者、『岩渕 龍正氏』をお招きして、院長向けの歯科医院経営活性化セミナーを開催いたします。経営不振に悩んでいる先生だけでなく、さらに業績アップを考えておられる先生方もご参加ください。即実行できる活性化法を伝授いたします。

◆講演概要◆

これ迄で私が１０年間に渡り、２００件以上の医院に歯科医院専門経営コンサルティングをしてきた中で、簡単に実践できて、すぐに効果が出る手法を厳選してお伝えします。

「経営」というと「業績を伸ばすこと」をイメージしがちですが、経営とは、「マーケティング」と「マネジメント」です。今回は歯科医院経営を活性化させるための基礎・基本を皆さんにお伝えします。

その一部をご紹介すると・・・

・成功の３条件
・人間関係構築能力低い３タイプ
・院長の４大用務
・プロジェクトチームを結成する
・目標数値の設定
・主任・チーフを育成する
・スタッフ同士の勉強会
・医院見学に行く
・コミュニケーションシートを活用
・補綴メニューを作る
・治療の流れを変える
・成功する求人

岩渕　龍正氏
学習院大学経済学部経営学科卒業。
大学ではマーケティングを専攻し、大手経営コンサルティング会社に入社。
2005年、経営戦略研究所株式会社代表取締役社長に就任。
現在、歯科医院に対する経営コンサルティング業務を行うと共に歯科医院地域一番実践会を主宰している。

経営には常に、必殺技はありません。「これさえ、やれば医院が良くなる」というようなものはありません。地道な、一つ一つの取組が素晴らしい医院を作り上げるのです。

岩渕龍正氏による経営セミナーのチラシ。
ここからすべてが始まった。

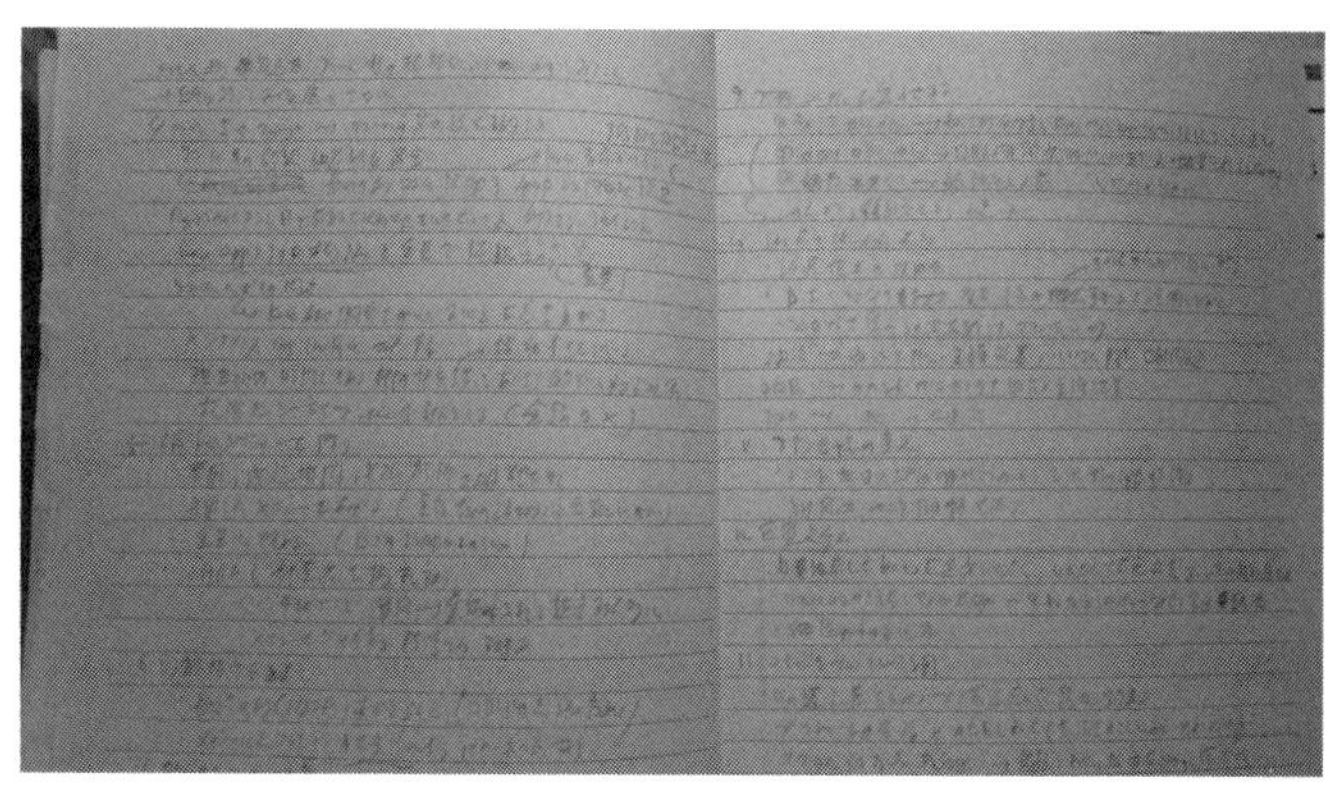

経営塾で学んだことをノートにびっしりと書き込んだ。

　また、コミュニケーションに苦手意識のあった自分を変えるために、「マインドセットを変える」といった講座に参加することで、少しずつ改善されていきました。

　このようにして経営塾や研修会、あるいはセミナーへの参加を重ねるごとに「これで変われる！」「いや、変われるじゃなく、変わるんだ！」と、私は軽い興奮状態に陥っていました。

　ところが、教えてもらったことをスタッフにもぜひ知ってほしいと思い、急遽スタッフを集めて熱く語りましたが、まったく響く様子がない。当時4名いたスタッフに、講師から教えてもらった本をすすめてみても「時間がありません」「何の役に立つんですか」と、取りつく島もない。

　ホームページにスタッフの写真を載せたいと相談する

と、全力で拒否。今と違って個人情報にうるさい時代ではなかったのですが、なんと「こんなところで働いていることを知られたくない」という理由でした。

大概な言われようです。

それならばと、これまで一度も開いたことのなかったミーティングを設けて、クリニックの改善点を聞いてみると、不平不満や愚痴、文句が出るわ出るわ。罵詈雑言の嵐がいつまでたっても終わらない。聞いているほうも、怒りを通り越して、ただただ怖かったことを覚えています。

結果、撃沈。

変わったのは自分だけであって、すでにスタッフとの温度差はえげつないほど開いてしまっていたのです。

前述の通り当時はコミュニケーションが破綻し、人間関係の土台さえ築けていなかったので、「急にどうしたんだ」と思われても仕方がありません。

これほどまでに長く続いた暗黒時代は、一朝一夕で明けることはない。そんなことを思い知らされました。

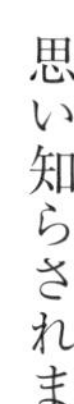

スタッフの入れ替えで光明が差す

一方で、人材面に光明が差してきたのも、ちょうどこの頃です。

不平不満や愚痴、文句のオンパレードだったスタッフ2名が次々と退職することになりました。院長が経営塾に参加しておかしくなった、居心地が悪くなったと感じたのでしょう。

それからまた採用活動です。

今度は2名の応募がありました。

人件費の関係から、本当は1人だけ採用すればよかったのですが、「どうせどちらかはすぐに辞めちゃうから」と、**同時に2人のスタッフを雇いました。**ところがうれしい誤算で、どちらもとても頑張って働いてくれるし、スタッフとして非常に優秀だし、何よりなかなか辞めない。

結局、1人はそれから2015（平成27）年にクリニックの移転を機に結婚退職で辞めてしまったのですが、それまでは献身的に働いてくれました。

もう1人は今でもずっとうちで働いてくれていて、末期だったとはいえ暗黒時代を知る唯一のスタッフ（第6章に登場する佐藤さん）として、たくさんの苦楽を共にしてくれました。

「たまたまいい人が2人同時に来てくれただけ」と言ってしまえばそれまでですが、暗黒期から抜け出すために私自身の考え方がガラっと変わったまさにそのタイミングだったので、単なる巡り合わせやご縁というだけではない何かを機に、歯車が少しずつ良いほうへ回り始めているという確かな手応えも感じていました。

他の経営セミナーでは「組織の99・9%はトップで決まる」という身につまされる言葉を学んでいた私は、ここで**完全に過去の自分と決別することを誓いました。**

「自分が変わらなければ、医院は良くならない」

「今度はこの人たちに絶対つまらない思いをさせない、絶対に幸せにする」

「もちろん、家族も幸せにする」

「そのために自分ができることは何でもやる！」

そう決断したのです。

どんどん仕事を任せる

それまではスタッフをまったく信用していなかったので、たとえばレジの準備や院内の掃除、備品の発注などまで、ほぼすべての作業を自分一人で抱え込んでいました。歯科衛生士もいましたが、仕事といえば口腔内のバキュームを担当しているだけ。まずはこのあたりから改善したいと思っていた時期に、マネジメントのセミナーで**権限移譲という考え方を学びました。**

これは受付業務や型取りの作業など、歯科医でなくてもできる仕事については、どんどんスタッフに任せましょう。同時に、裁量権も与えて責任とやりがいを感じてもらいましょう、ということです。

このときに「**マネジメントとは自分にできないことを人に助けてもらいながら達成す**

ること」という金言もいただき、感銘を受けました。

ちょうど2011（平成23）年10月に歯科衛生士が入れ替わったので、手始めに歯周病に関することをすべて任せてみたところ、患者さんからの評判がとても良くなりました。また、これまで私が一人で抱え込んでいたたくさんの仕事を思い切ってスタッフに任せることでチーム全体のやる気やモチベーションも上がり、どんどん好循環が生まれていったのです。

この頃から、経営塾とは別会社のコンサルタントに月1回来てもらい、経営の指導を受けることになりました。

権限移譲の一環として、まずはトリートメントカウンセラーを導入しました。これは患者さんと歯科医師、あるいは患者さんと歯科衛生士の間に入って、専門領域に関することをわかりやすく説明するとともに、患者さんの要望に沿った最適な治療を提案するためのスタッフです。

これまでは「早い」「安い」だけで集患し、保険治療の範囲でしか治療をしてこなかったのですが、それだと売上は早い段階で頭打ちになることを理解しました。そこでこうした研修とともに自費診療も取り入れることで、患者さんにとって本当にいい治療、患者さんが望む治療を提供できるクリニックを目指しました。

患者さんへの情報伝達をより充実させるために、月に2回ほどトリートメントカウンセラーとしてのロープレ（ロールプレイング）も取り入れました。

また、並行してアポイントの取り方や自費診療についての勉強会を行ったり、経営コンサルタント主導でチームビルディング研修を行ったりしました。

まだまだ時間的には余裕があったので、これらの研修を行う日は午前中をお休みにして集中して取り組みました。

一例をあげると、たとえば「ハッピーパーソンになる方法」として、自分がコントロールできないことに振り回されない、日常的に使う言葉をプラスワードに言い換えるといったワークがありました。なかでも**私の心に響いたのは、「幸せに生きている人は、正しい決断をするのではなく、自らの決断を正解に変えている」という言葉**です。

こうしたワークを続けた結果、スタッフのコミュニケーション能力やプレゼン能力が上がっただけでなく、患者さんから高評価をいただくことでスタッフのやる気がさらにアップするという、とても良いサイクルが生まれました。

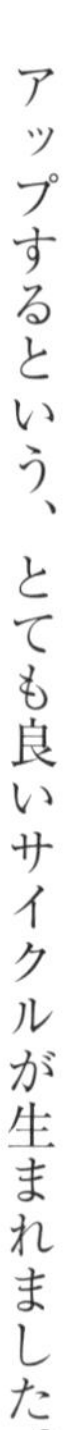

クリニック活性化大作戦

チームの構造改革はうまく回り始めたので、次のステップとして**院内の雰囲気を活性化させるために、まずは小さな取り組みから始めました。**

最初はハロウィンのとき、受付の脇にこっそりとカボチャの置物を置いただけというところからです。それでも、ちょっと前までは誰もこんなことをやろうと言い出す人はいなかったので、うちにとっては大きな一歩です。やがてクリスマス、バレンタインデー、ハロウィンといったイベントのたびに、スタッフのほうからアイデアが出てきて院内の飾り付けをするようになり、今では恒例行事になっています。チームのみんなでクリニックを作り上げていくというのが、昔から思い描いていた私のささやかな夢の一つだったので、本当にうれしかったことを覚えています。

また、経営塾で教わった「ありがとう」という感謝の言葉を大切にする、というのも実践しました。何か仕事をやってくれたときは、必ず「ありがとう」とお礼を言う。ミーティングの場でも、「先週一週間、本当にありがとうございました」など、きちんと感謝の気持ちを伝える。そんな単純なことで、スタッフの自己承認欲求が満たされ、やりがいを持って働いてくれるようになりました。

この頃から、「サンキューカード」という取り組みも始めました。毎週、スタッフ全員の良かったことを見つけて小さなメモ用紙に書き、朝礼時に一人ひとり渡し合うというものです。これは今でも10年以上にわたって続いています。

それに伴って、月に一度くらいのペースで、スタッフの個人面談も始めました。呼び出して怒ったり、注意したりするのでは決してなく、普段は伝え切れていない良い面しか言わないというルールです。たとえネガティブな内容であっても、たとえば「こうしてくれると助かるな」といったように、あくまでポジティブな内容に変換して伝えるのです。これを私は「プラスのストローク」と呼んでいます。

また、面談時にはスタッフの発案で、「キラキラチェックシート」というのも作りました。スタッフ一人ひとりが個人的な目標に対して、どこまで達成できたか、そして来月はどうしたいかという感じで、目標設定や到達度を見える化するアイテムです。これを使うことで、スタッフもだんだん仕事に対してポジティブに取り組んでくれるようになりました。

さらに、新しい人を採用する場合、事前にスタッフから「こういう人材が欲しい」という希望をそれぞれ出してもらい、ミーティングを経て求める人物像を決める「採用コンセンサス」という取り組みも行いました。

経営塾で宿題が出たときも、スタッフを巻き込みました。たとえば、売上をアップさせるにはどうすればいいか。患者さんに喜ばれるために何かできることはないか。あるいは、他院へ見学に行って、取り入れたいことをレポートにまとめたりとか。前述の通り、優れたアイデアを提出すると経営塾がまとめている冊子に掲載されるので、それをモチベーションにしながら一つひとつの課題を全員で考えるようにしたのです。

最初は超がつくほどの低レベルから始まったのですが、次第にポツポツと意見が出始めて、有意義な時間になっていきました。

「おはよう」「おつかれさま」しか会話がなく、ミーティングを開けば罵詈雑言の嵐だっ

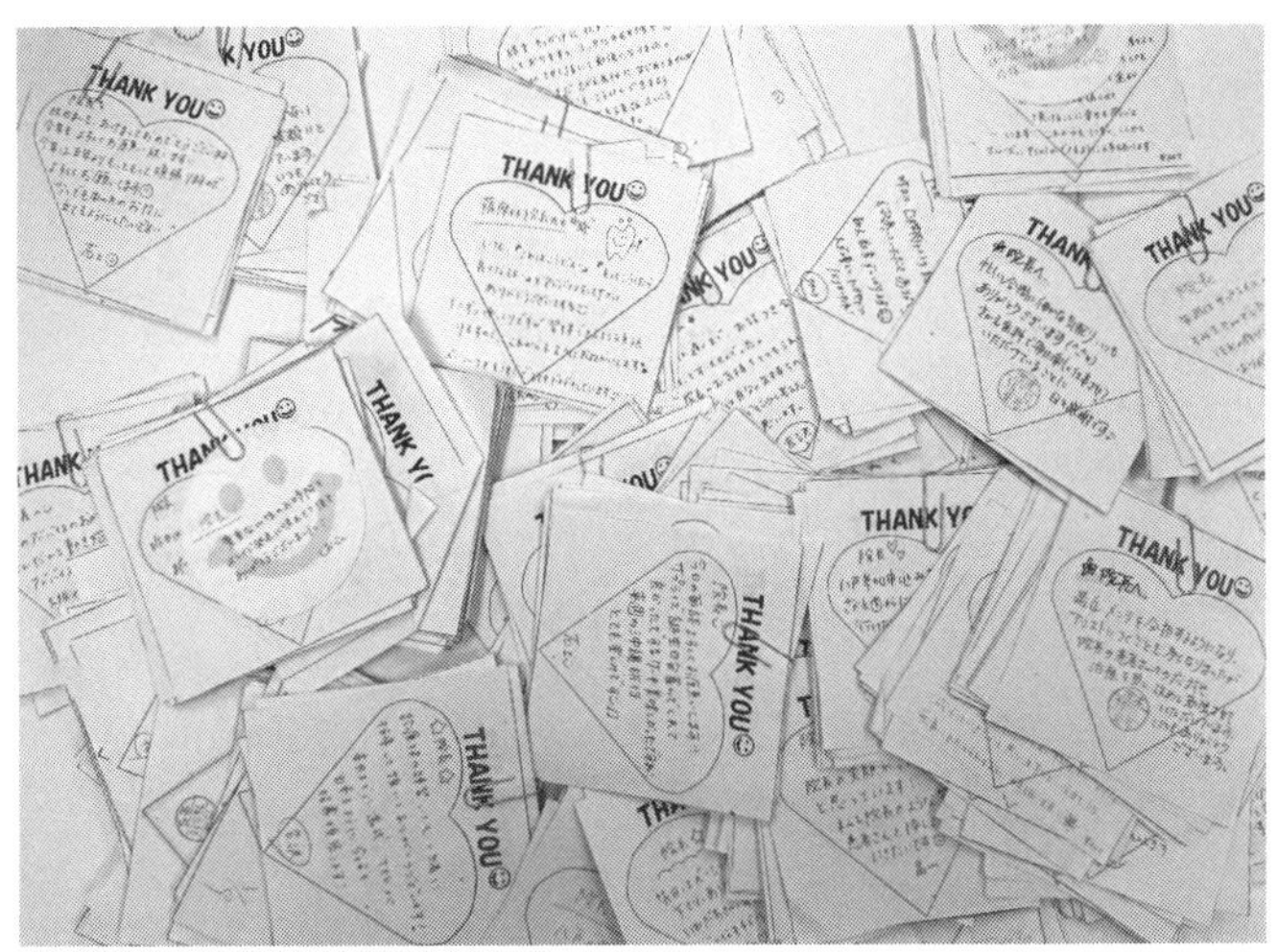

スタッフがそれぞれの良い点を見つけて渡し合う「サンキューカード」。

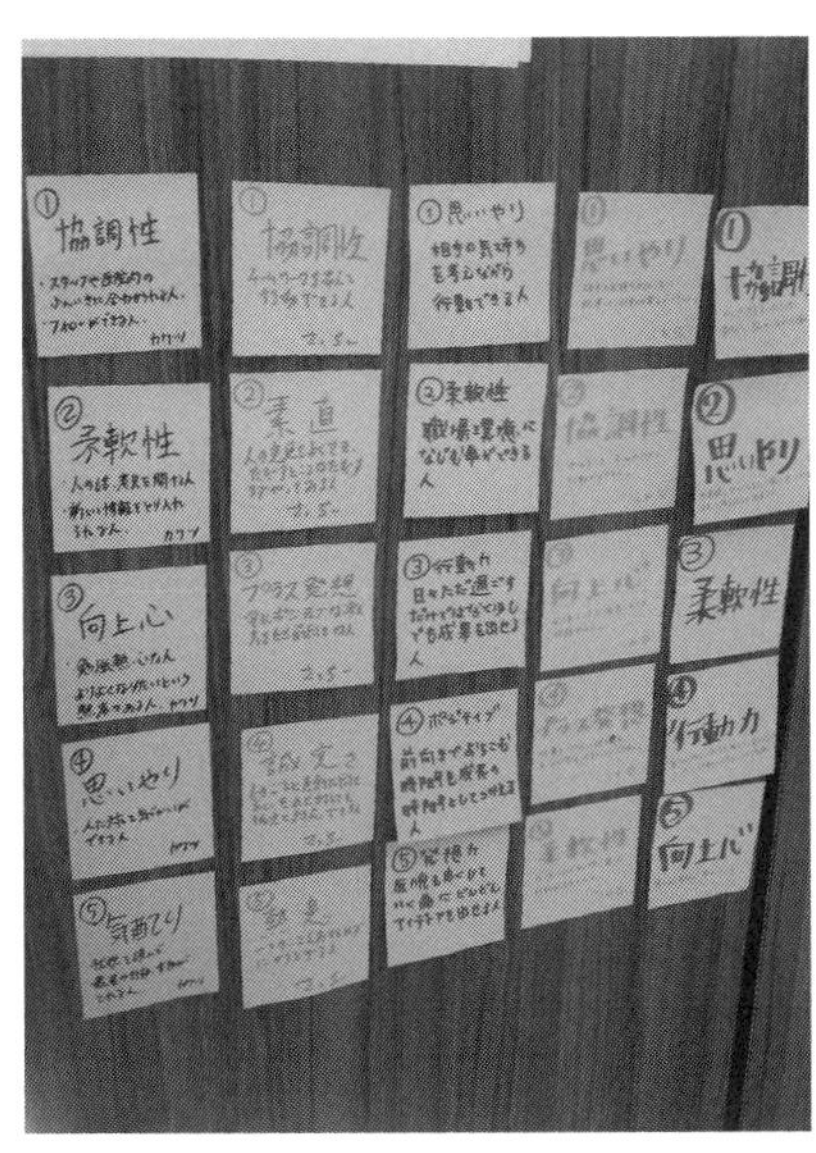

求める人材像をみんなで決める「採用コンセンサス」。

たのが、わずか数カ月前の出来事だったとはとても思えない。そんなふうに、院内は明るく活気に満ちていきました。

信頼という名の大きな財産

こうした取り組みを通して、今までバラバラだった組織が、一つのチームとしてまとまっていくことを実感しました。それに応じて患者さんからも好評をいただくようになり、翌年の２０１２（平成24）年に入る頃にはそれがだんだんと売上につながっていくという好循環が生まれました。

実際、売上は前年比１２００万円アップと、驚くほどの結果も伴いました。もとが低かったのであまり参考にはなりませんが、いずれにしても利益が上がったのはスタッフが頑張ってくれたおかげです。

じつは**売上がアップしたら、賞与に反映させると最初の段階でスタッフに伝えていたので、約束通り売上の20％が人件費になるよう、給料との差額を賞与として還元**することとに決めました。

するとスタッフに明確な変化が表れました。

頑張れば報われる——。

それはたとえて言うなら、自転車を漕いだら、漕いだ分だけ前に進む。そんな当たり前の感覚に近いのだと思います。逆に言うと、暗黒時代の私は、漕いでも漕いでも前に進まない自転車に15年間も乗り続けていたわけですが。

ともあれ、目標を設定し、日々努力を重ね、そして達成していく。つまり、ＰＤＣＡサイクル（Plan→Do→Check→Action）というプロセスそのものが楽しいし、やりがいにつながるという気づきを得てくれたことで、スタッフの行動がどんどん主体的になっていきました。

そして何より重要なのは、**約束はきちんと守ってもらえるという経験から、スタッフと私の間に、小さいけれども確かな信頼関係が生まれた**ことです。それこそが、現在までつながる大切な財産になったのですから。

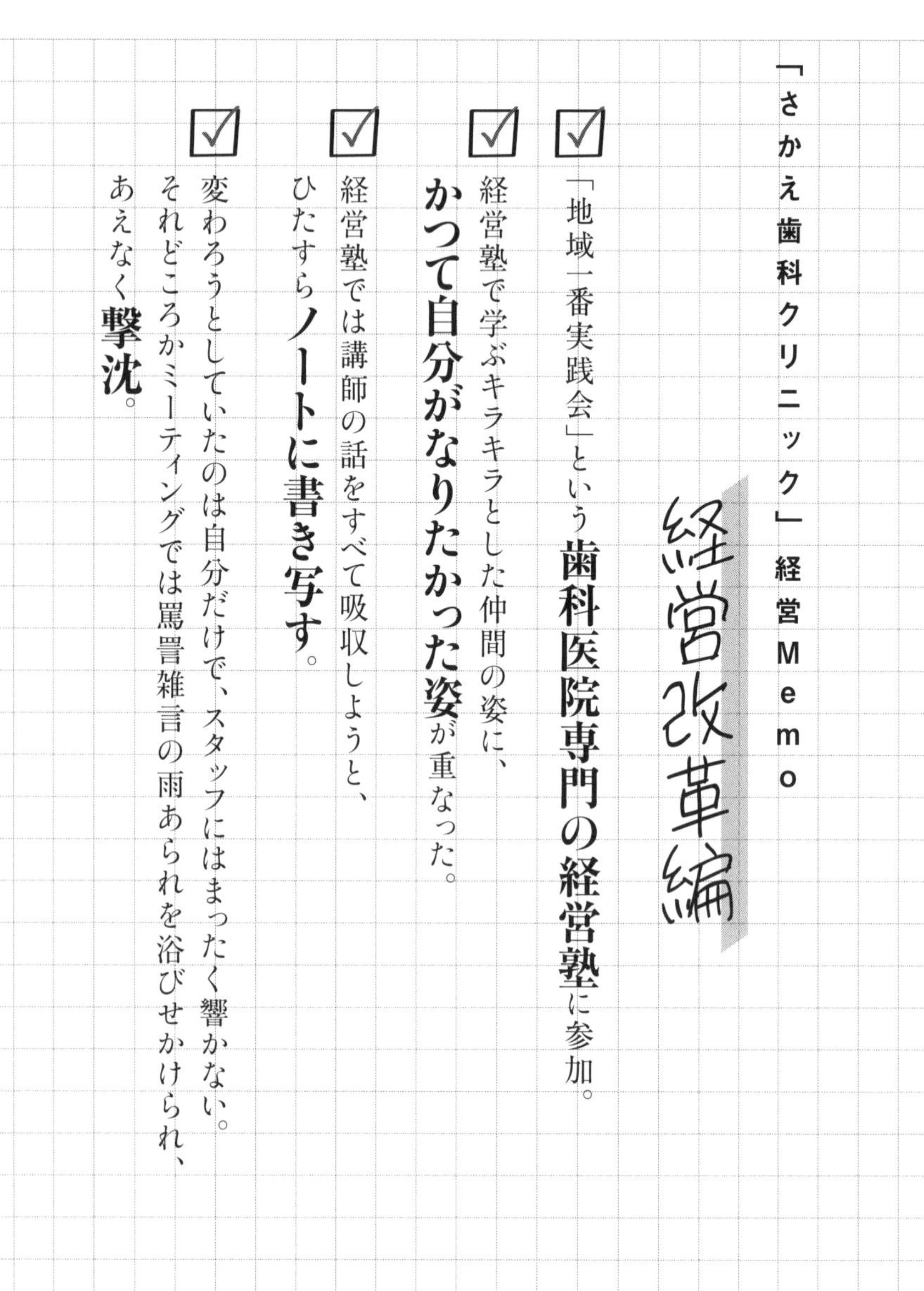

「さかえ歯科クリニック」経営Memo

経営改革編

☑ 「地域一番実践会」という**歯科医院専門の経営塾**に参加。

☑ 経営塾で学ぶキラキラとした仲間の姿に、
かつて自分がなりたかった姿が重なった。

☑ 経営塾では講師の話をすべて吸収しようと、
ひたすら**ノートに書き写す**。

☑ 変わろうとしていたのは自分だけで、スタッフにはまったく響かない。
それどころかミーティングでは罵詈雑言の雨あられを浴びせかけられ、
あえなく**撃沈**。

☑ 人材面では、**働き者の優秀なスタッフが同時に2人**加わり、明るい兆しが見えてきた。

☑ クリニックを成功させて、スタッフや家族を絶対に幸せにする。**そのために自分ができることは何でもやる**と誓う。

☑ 経営塾で「マネジメントとは、自分にできないことを**人に助けてもらいながら達成**すること」という金言を得る。

☑ 衛生士に歯周病に関することをすべて任せるなど、思い切った**権限移譲**に踏み切る。

☑ 経営コンサルタント主導のワークで、「幸せに生きている人は、正しい決断をするのではなく、**自らの決断を正解に変えている**」という言葉に感銘を受ける。

☑ イベント時に院内の飾り付けをする、「ありがとう」を大切にする、スタッフの個人面談を行うなど、**院内の活性化**を図る。

☑ 「売上がアップしたら賞与に反映させる」という約束を守り、**スタッフとの間に確かな信頼関係**が生まれる。

第3章

目標は年商1億円！

チームの大切な一員であることを自覚

クリニック経営のイロハを学んでいた「地域一番実践会」で知り合った仲間とお互いに情報交換をしているうちに、他にもさまざまに魅力的なセミナーや勉強会の存在を知ることができました。最初の経営セミナーで確かな効果を実感した私は、とにかく興味を引かれたものには積極的に参加しながら、前のめりに情報を吸収しようと努めていました。

そのなかの一つ、**企業研修を専門に行う会社の「リードマネジメント」に関するセミナーに参加した**こともまた、その後のチームビルディングにおいて大きな学びとなりました。

リードマネジメントというのは、アメリカの精神科医ウィリアム・グラッサー博士が提唱した「選択理論」を、実際の仕事の現場にも使えるように応用した心理学です。リードマネジメントの対義語は「ボスマネジメント」で、いわゆるトップダウン型の経営のことを指します。

したがって、リードマネジメントの目的は、トップの人がどのように見守ればスタッフが自主的に動くようになるか、その仕組みやチームの作り方について学ぶというものでした。

このセミナーのなかでは、たとえば「致命的な7つの習慣」と「身につけたい7つの習慣」などが印象に残っています。

◆致命的な7つの習慣……「批判する」「責める」「罰する」「脅す」「文句を言う」「ガミガミ言う」「褒美で釣る」

◆身につけたい7つの習慣……「傾聴する」「支援する」「励ます」「尊敬する」「信頼する」「受容する」「意見の違いを交渉する」

過去の自分と決別し、暗黒時代を抜け出すためにさまざまな取り組みを導入していくなかで、スタッフの自主的な行動を促すことができるようになったのは、やはり後者の習慣を学んだことが大きかったと思っています。

自分の行動を変えることで何らかの成果が得られると、たとえそれがどんなに小さなことであっても、やはり意識は変わっていきます。

そして**チームに貢献できたという喜びが積み重なることで、やがて「自分もチームの大切な一員である」と自覚が芽生えた**スタッフの姿を目の当たりにして、私自身も大いに学ぶところがありました。

また、実際にこのセミナーで得た気づきから、みんなで**「未来予想図」を作り上げていく**という試みも始めました。

単に文字に起こしていくというだけでなく、たとえば未来年表を作って「〇〇年にこうなる！」と期限を設定したり、あるいは大きな模造紙一枚にみんなで理想の歯科医院を絵に描いてビジュアル化したりしました。

それぞれが思い描いている〝未来のさかえ歯科クリニック〟を聞くのは本当に楽しかったし、しかもそれが目に見える形としてみんなで作り上げたので、スタッフ一人ひとりのモチベーションアップにもつながったと思います。

HPリニューアルで患者数が激増

この頃になると、さまざまなセミナーに参加していましたが、**数字や時間軸を決めて目標をより明確に設定する**ことについては、どのセミナーに参加しても異口同音にその重要性が説かれていました。

暗黒時代も「患者一人あたりの診療時間30分×8時間診療」という計算をもとに「ユニット一台で診られる患者さんは16人が限度」という数字を把握してはいましたが、経営塾で学んだ結果、たとえ毎日16人の患者さんが来てくれても利益を出すのは難しい、つまり従業員を賄い切れないということがわかりました。

一般的には「デンタルユニット数×10人」が、最低限の利益を確保するための一日あたりの患者数と言われています。当時はユニットが3台だったので、**本来は一日あたり30人の患者さんが必要でしたが、まずは最低20人確保するところから始めて、それが達成できたら次は25人、という形で目標を設定**し、達成するたびに大入袋を朝礼で配ってお祝いしました。

その目標に向かって私もスタッフも一丸となって……と進んでいけば、話はきれいにまとまるのでしょうが、ちょうどその頃、経営コンサルタントから紹介された新たなウェブ制作業者と契約を交わし、**ホームページのリニューアルバージョンが完成しました。すると、爆発的に患者さんの数が増えていきました**ので、感覚としてはあれよあれよという間に目標に届いてしまったのです。

今でこそ、どの歯科クリニックも当たり前のように洗練されたデザインで、かつ発信する情報も充実したホームページを開いていますが、当時はまだ手作り感満載の古めかしいページがほとんどで、このリニューアルは近隣の歯科医の先駆けとなりました。患者さんにとっては、良い歯医者を探すには実際に通院したことのある人からの情報くら

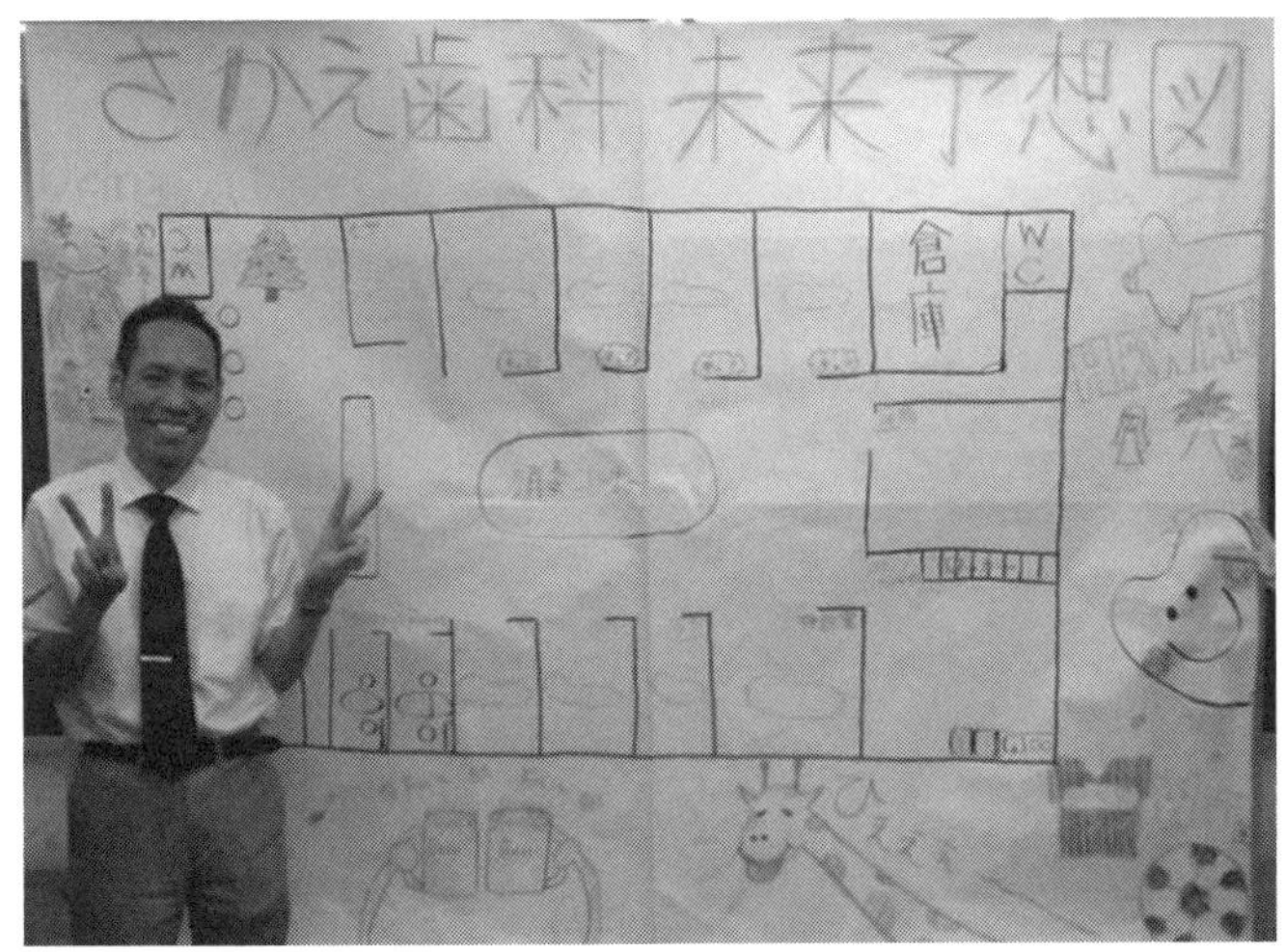

「さかえ歯科クリニック」の未来予想図ビジュアル版（写真の図は2014年に作成）。

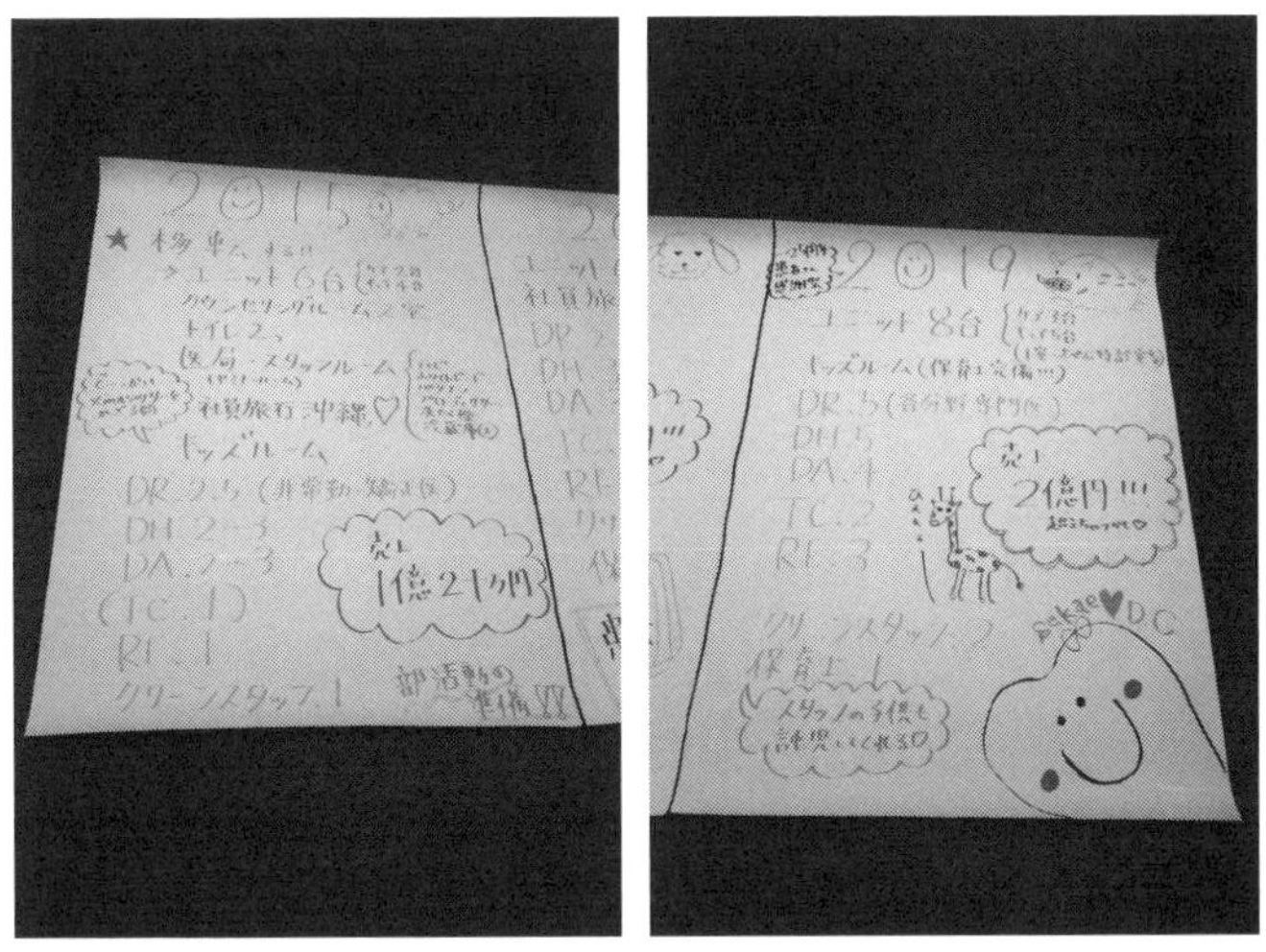

年表を作ることで、目標の共有と逆算思考の強化を図った（写真の年表は2014年に作成）。

いしか頼れなかった時代から、自らインターネットで調べ、比較し、納得してから実際に予約を入れるという時代になったわけですから、業界全体から見ても非常に大きなメリットがあったのは間違いありません。

ただ、私たちにとっては、極端なことを言ってしまえば、何もしていないのに患者さんの数が見る見る増えていく。そんな現象が突然起きたわけですから、多少の混乱はありました。

実際の数字ベースで語ると、暗黒時代は**平均患者数が一日12人前後でしたが、なんと一時期は40人くらいに達したの**です。しかも、**一カ月あたりの初診の患者数が15人前後から約110人と爆発的に増えた**ので、以前の体制ではとても全員を診きれなかったと思います。

一方、この頃は、チームの意識がすでに変わり始めていましたので、目標の到達が予定より早くなっただけと捉えたスタッフたちの献身的な協力を得ながら、なんとかこの難局を乗り切ることができました。

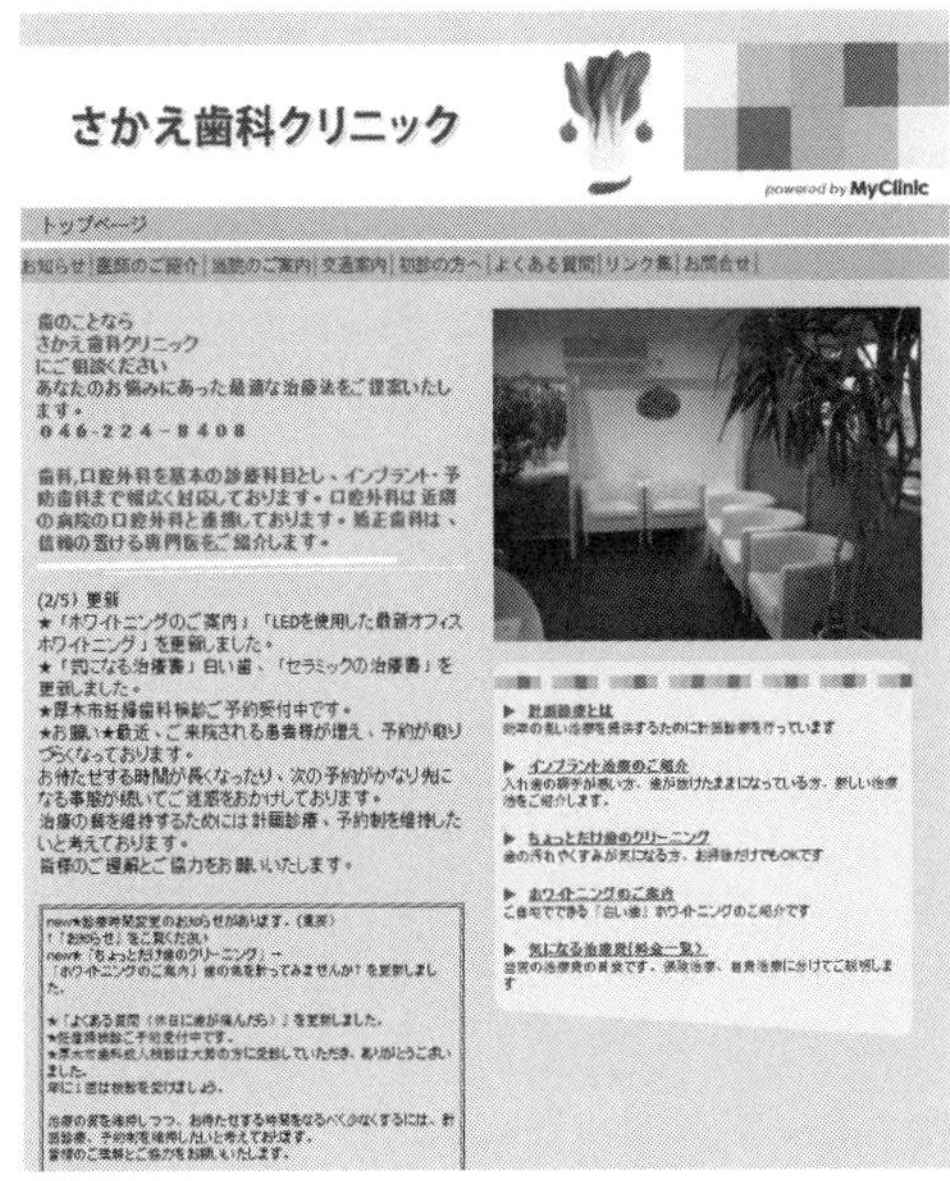

旧ホームページのトップページ。いかにも古めかしい雰囲気。

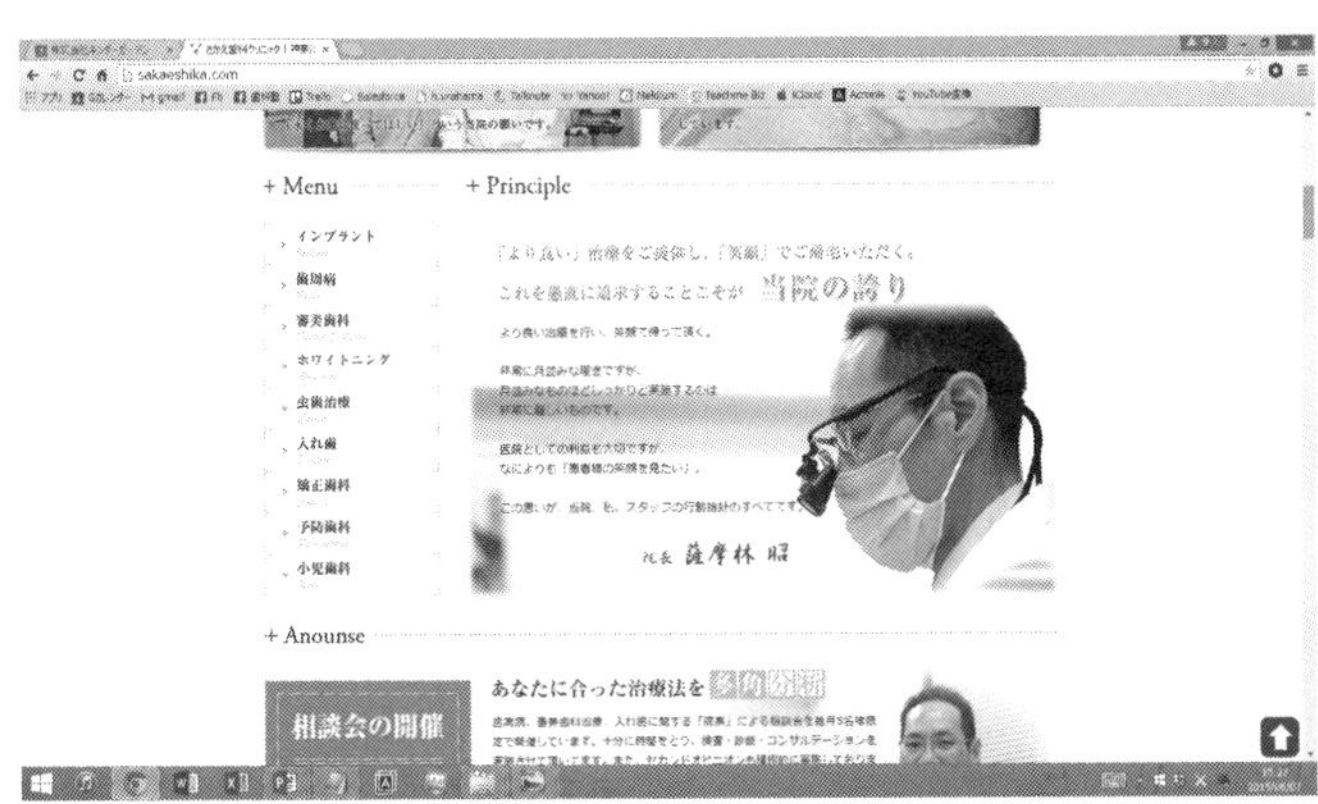

リニューアル版のホームページ。一目でクオリティーの違いがわかる。

夢はでっかく年商1億円！

こうして小さな目標を達成し続けることでチームとしての一体感が上がり、次はいよいよ大きな目標にチャレンジすることにしました。

それが、**「年商1億円」**です。

どうやら歯科クリニックの業界には、年商1億、3億、5億に、それぞれ壁というものがあるらしいと聞いていましたし、当時は全国に約6万8000件あった歯科医院のうち、年商が1億を超えるクリニックは全体の3％しかありませんでした。今はもう少し増えていると思いますが、とにかくまずは1億円の壁を突破して上位3％に入りましょうとみんなで決めました。

過去にも「年商1億円、行けたらいいね」というレベルなら、何度も話には出てきていました。

そんなベースがあった上で、数字が順調に上がってきたこともあり、この際はっきりと**「2014（平成26）年12月まで」と期限を設定し、チームが目指すべき明確な目標として本格的に取り組むことにした**わけです。年商1億という強烈なパワーワードのおかげで目標がブレることはなく、みんなの共通目標として理解が得られやすかったと思います。

スタッフの一人ひとりが、「こうなりたい！」と強く思うことで現実へと少しずつ近づき、結果的にチームの強化につながっていく。さらに、本気で手にしたい目標があれば、逆算思考が働いて、〝いまやるべきこと〟が明確になる。そんなことも、経営セミナーで学びました。

そこでまずは、「どうしたら1億円を達成できるか」というテーマで、コンサルタントを交えながらさまざまなワークを行いました。

さらに時間軸を設定したことで、一人ひとりのやるべきことがより具体的になり、ブレストの内容も「どうしたら期限までに達成できるのか」というテーマに絞って議論を重ねていくことができました。

また、「1億円を達成したらこんなこともしたいね」という会話が日常的に交わされるようになったことを、よく覚えています。

思いやりを笑顔に乗せて伝える

じつは本格的に1億円の目標を立てたのは、2013（平成25）年です。その翌年の2014（平成26）年がクリニックの開業20周年にあたる年だったので、少しお金に余裕が出てきたこともあり、**開業記念日のある6月に初めての試みとなる社員旅行**へ行きました。

その旅行中、スタッフからのサプライズプレゼントとして、20周年のお祝いをしてくれたことは本当にいい思い出として残りました。もちろん、このときに撮った写真は、一生の思い出として大切にしています。

少人数の企業はどこもそうだとは思いますが、嫌なスタッフが一人でもいたら社員旅行など成立しないので、そんなところからも少しずつ院内の空気が変わってきたことが実感できました。

さらに、この当時の私は、**とにかく毎日笑顔でいることを心がける**ようにしていました。実際、人知れず口角を上げるトレーニングなんかをしたりして。

最初の経営セミナーに参加し始めたときは、笑うときも歯を見せないぞ、と変なこだわりがあったのですが、何度も参加しているうちにもうそんなことはどうでもよくなるくらい楽しかったので、研修が終わる頃には無意識に笑顔でいられる時間が増えていました。そのあたりから感覚的に「これからはクリニックの雰囲気を変えるためにも、できるだけ笑顔でいよう」と決めていた気がします。

そんなこともあってか、この頃のスタッフは、私の笑顔を「ビッグスマイル」と呼んでくれるようになりました。

また、第2章でもお話しした通り、クリニックでは経営コンサルのワークとして月に一度、全スタッフで誰かに宛てて感謝の気持ちをしたためる「サンキューカード」という取り組みを続けているのですが、そこには私宛てのメッセージをスタッフがしょっちゅう書いてくれています。

「いつもスタッフのことやクリニックのことを第一に考えてくれてありがとう」

「先生の笑顔を見ると、こちらもやる気が出ます」

「ずっと院長でいてください」

笑顔には場の空気を変える力だけでなく、人への思いやりや優しい気持ちをちゃんと届ける力もあるんだなと、私のほうが驚かされます。

普段は全員マスクをして働いているので、患者さんにはなかなか伝わりにくいかもしれませんが、だからこそ**「マスク越しでもちゃんと伝わる笑顔を」という合言葉が、みんなの共通認識**となっています。

こうした取り組みのおかげでチームがよりまとまり、**設定した目標通り2014（平成26）年12月に年商1億円を達成**することができました。

ここまでを振り返ると、過去の自分を変えたい、あの頃の自分には絶対に戻りたくないという、ある種の恐迫観念に近い思いに突き動かされていたように思います。

若くて才能のある歯科医であれば、15年もかからず1億の壁を易々と突破できたのかもしれませんが、たとえ私のようにスタートが遅くても、なんとかたどり着くことができた。この時点で、もう暗黒時代の15年間に経験したさまざまなつらい記憶など遠くに消え去り、とにかく大きな目標を一緒に達成してくれたスタッフとともに喜びを分かち合いました。

スタッフ一人ひとりが輝くチーム

たとえば、万人がひれ伏すようなカリスマ性を備えていたり、驚くほど高い技術を持っていたりすれば、それだけでスタッフはついていくものです。だから、そういう院長のいるクリニックだったら、トップダウン型のチームを作るのが一番いいと、私は思います。

ただ、私自身はいえば、そのどちらでもないばかりか、イケメンでもないただのおじさんです。何もないところから、しっかりと結果を残すチームを作っていくには、それなりに工夫が必要でした。

一番のポイントは、チーム作りを邪魔する古い考え方や変な理想論に執着することなく、自分自身が変わることです。

自らのカリスマ性やリーダーシップでぐいぐいとスタッフを引っ張っていくようなやり方はすっぱりと諦め、「チームを下から支えて持ち上げるリーダー」を、私は目指しました。ですから、リーダーというよりも、縁の下の力持ちに徹した、というイメージのほうが近いと思っています。

本書の冒頭にある「はじめに」でもお話しした通り、**このような形でトップがチームを率いる形を「サーバント・リーダーシップ」と呼びます。**

サーバントとは「奉仕者」や「使用人」という意味で、リーダーがスタッフや従業員の成長と幸福を優先し、彼らのニーズに応えることに大きな価値を置く支援型のリーダシップです。

一般的には、院長自身が歯学部を卒業してそれなりに技術を身につけ、経験を重ねている方なら、やはりある程度のプライドがあるでしょう。しかし、私の場合は苦労に苦労を重ねてきたせいか変なプライドなどは一切なく、一人ひとりのスタッフの目線まで降りていくことに、何の抵抗もありませんでした。

自分の考えを押しつけるのではなく、スタッフ一人ひとりの意見を聞いて自分のほうを変えていく。それさえできれば、あとのことはたいてい何とかなるというのが、チームビルディングにおける私の流儀です。

「さかえ歯科クリニック」経営Memo

チームビルディング前編

☑ スタッフが自主的に動く組織作りを学ぶため**リードマネジメント**のセミナーに参加。

☑ リードマネジメントの**身につけたい7つの習慣**は「傾聴する」「支援する」「励ます」「尊敬する」「信頼する」「受容する」「意見の違いを交渉する」。

☑ チームに貢献できた喜びを積み重ねることで、スタッフに**自分もチームの大切な一員であるという自覚**が芽生えた。

☑ さかえ歯科クリニックの**未来予想図**を作成。

☑ 利益確保のラインは**一日あたりの患者数が30人**だったが、まずは**一日20人**を目指す。

☑ **ホームページのリニューアル**を機に、爆発的に患者数が増え始める。目標はあっさりクリアし、一カ月あたりの**新患数が約15人から約110人**に激増。

☑ 目標を**年商1億円**に設定。

☑ **2014年12月まで**と、期限も設ける。

☑ 2014年6月、開業20周年を記念して**初めての社員旅行**を実施。

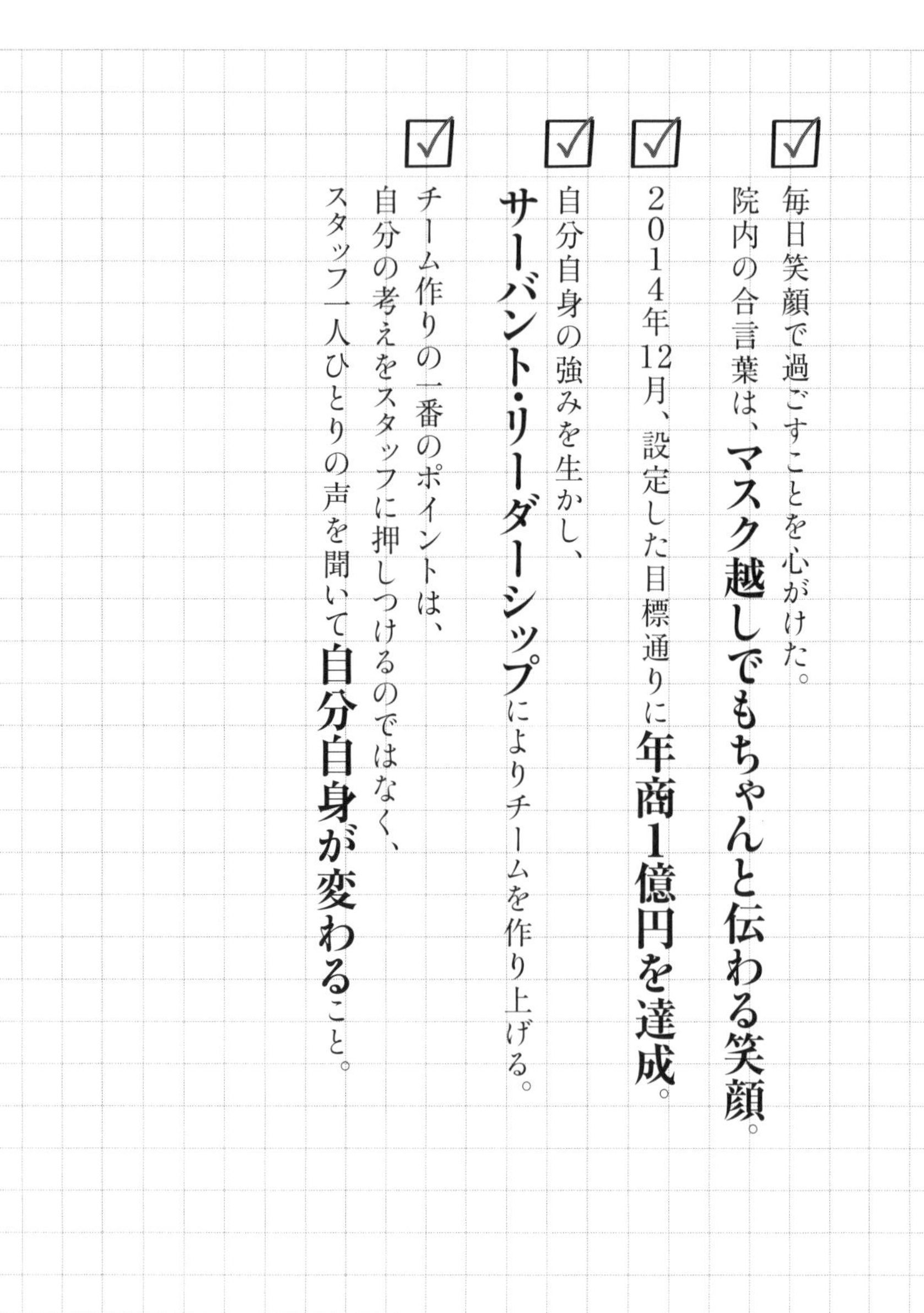

- 毎日笑顔で過ごすことを心がけた。
- 院内の合言葉は、**マスク越しでもちゃんと伝わる笑顔**。
- 2014年12月、設定した目標通りに**年商1億円を達成**。
- 自分自身の強みを生かし、**サーバント・リーダーシップ**によりチームを作り上げる。
- チーム作りの一番のポイントは、自分の考えをスタッフに押しつけるのではなく、スタッフ一人ひとりの声を聞いて**自分自身が変わる**こと。

第4章

開業歯科医としての現在地

クリニックを移転

年商1億円を達成する少し前、２０１４（平成26）年の後半あたりに新しい歯科医に来てもらうことにしました。ありがたいことに、それくらい患者さんが増えた時期なので、スタッフルームをつぶして**新たにデンタルユニットを1台導入し、合計4台が稼働**していました。

ただ、20坪という決して広くないスペースに待合室と消毒コーナー、そしてユニットを4台配置したことで、普段スタッフや私が過ごす場所がどこにもなくなってしまいます。たとえば、お昼休みのときはパーティションで区切ったスペースをスタッフルームとして使い、ユニットの脇に小さなテーブルを置いてスタッフみんなで食事をとっていました。

残念ながら、そこには私まで入れるスペースがなかったので、治療室のユニットのほうで栄養補助食品をかじっている、みたいな感じで簡素な昼食をとっていました。午後

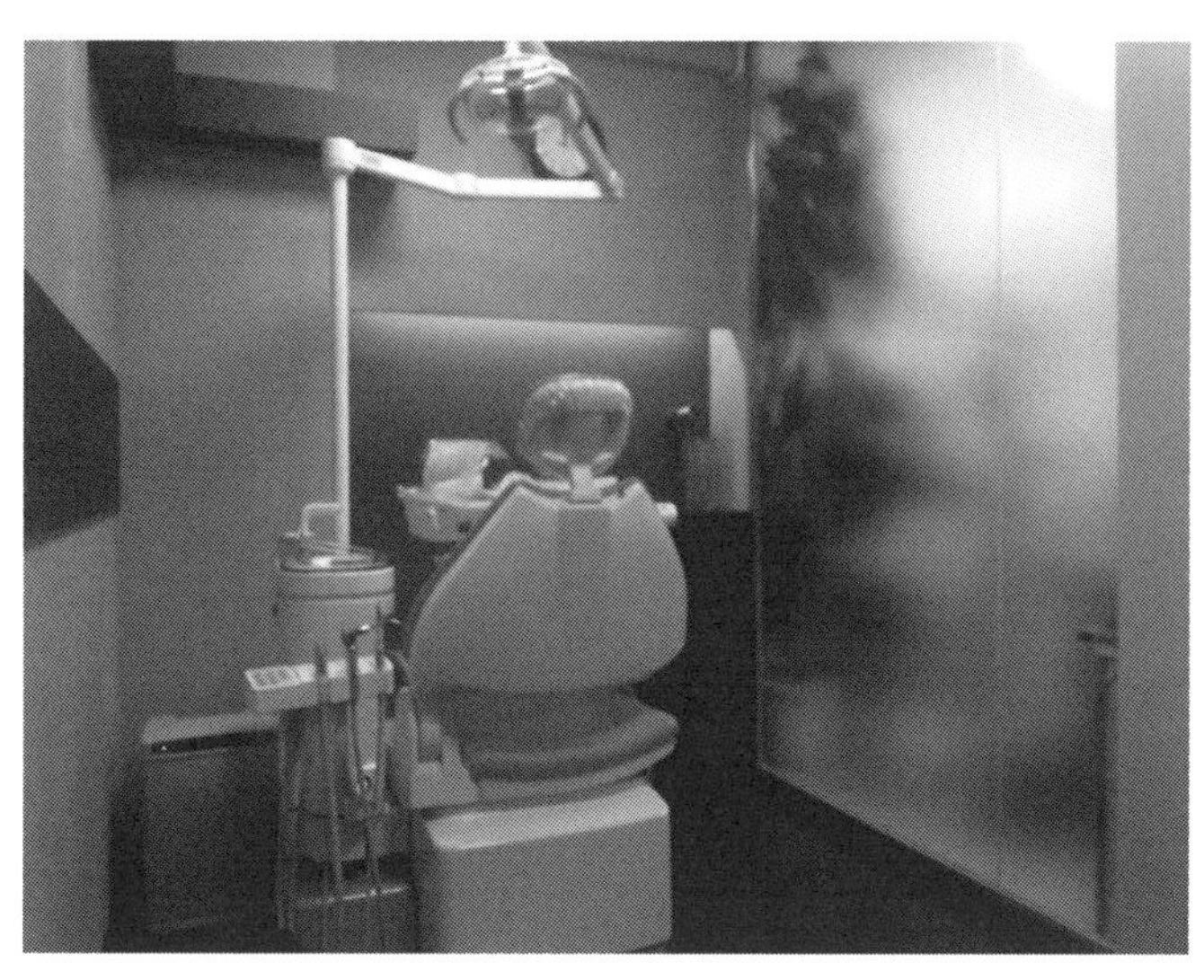

スタッフルームに新しいユニットを配置して急場をしのいだ。

診療の患者さんに不快なにおいを残さないように注意しながら。

また、より深刻な問題として、**駐車スペースが2台分しかなかったというのも、何とかしたいと思っていました。**

厚木市周辺は一人一台の車社会なので、多くの方が車で来院されますが、駐車スペースがすぐに埋まってしまうので路上駐車の問題が頻発し、近隣の方によく怒られていたのです。

こうした状況が続いていたので、さらなる拡張を目指すためにも、**年商1億円という目標と同じ時期に、クリニックの移転も計画し**ていました。

ちょうど前章で「未来予想図」のお話をしましたが、この頃にはより具体的に**リニューアル後のクリニックを描いてもらいました**（**83ページの写真を参照**）。

いろんなアイデアが出ましたが、少しだけ紹介するとこんな感じです。

「ユニットは10台くらい欲しい」

「患者さんのためにカウンセリングの専用ルームがあるといいよね」

「でっかいクリスマスツリーを飾りたいなあ」

「大きい倉庫も必要だよね」

そんなふうに思ったことを遠慮なく話し、実現できそうなものはプランに取り入れながらみんなで計画を立てていきました。

そして年商1億円を達成した翌年の２０１５（平成27）年10月、大きなテナントがなかなか見つからず苦労はしましたが、最終的に東へ４００~５００メートルくらい離れた場所にある**今のクリニック**（**厚木アーバンプラザ内のテナント**）**へ、無事に移転**することができました。

小田急線本厚木駅からの距離がこれまでよりぐっと近くなり、歩いて3分になりました。また、敷地面積が3倍になり、ユニットは4台から8台（2024年6月現在は13台）に増えるなど、**みんなで作り上げてきた理想のクリニックのイメージがほぼその通りに実現できた**ことには、私自身も驚きました。

逆に言うと、ただの絵空事に終わらなかったのは、ブレストを繰り返すことで計画段階からすでに実現できそうなアイデアに絞っていくことができた、という面も大きかったかもしれません。

私からは「実現できるものに限定すること」と条件をつけたわけではなく、とにかく自由にアイデアを出し合おうと言っただけです。範囲を最初に決めることは、すなわち限界を決めることになるため、そのなかでこぢんまりとまとまってしまって、おもしろいアイデアが出てこなくなると思ったからです。

結局、スタッフ全員が本気で未来のクリニックのことを考えながら、ただの夢物語ではなく、一つの大きなプロジェクトとして捉え、主体的に関わってきてくれたおかげだと思っています。

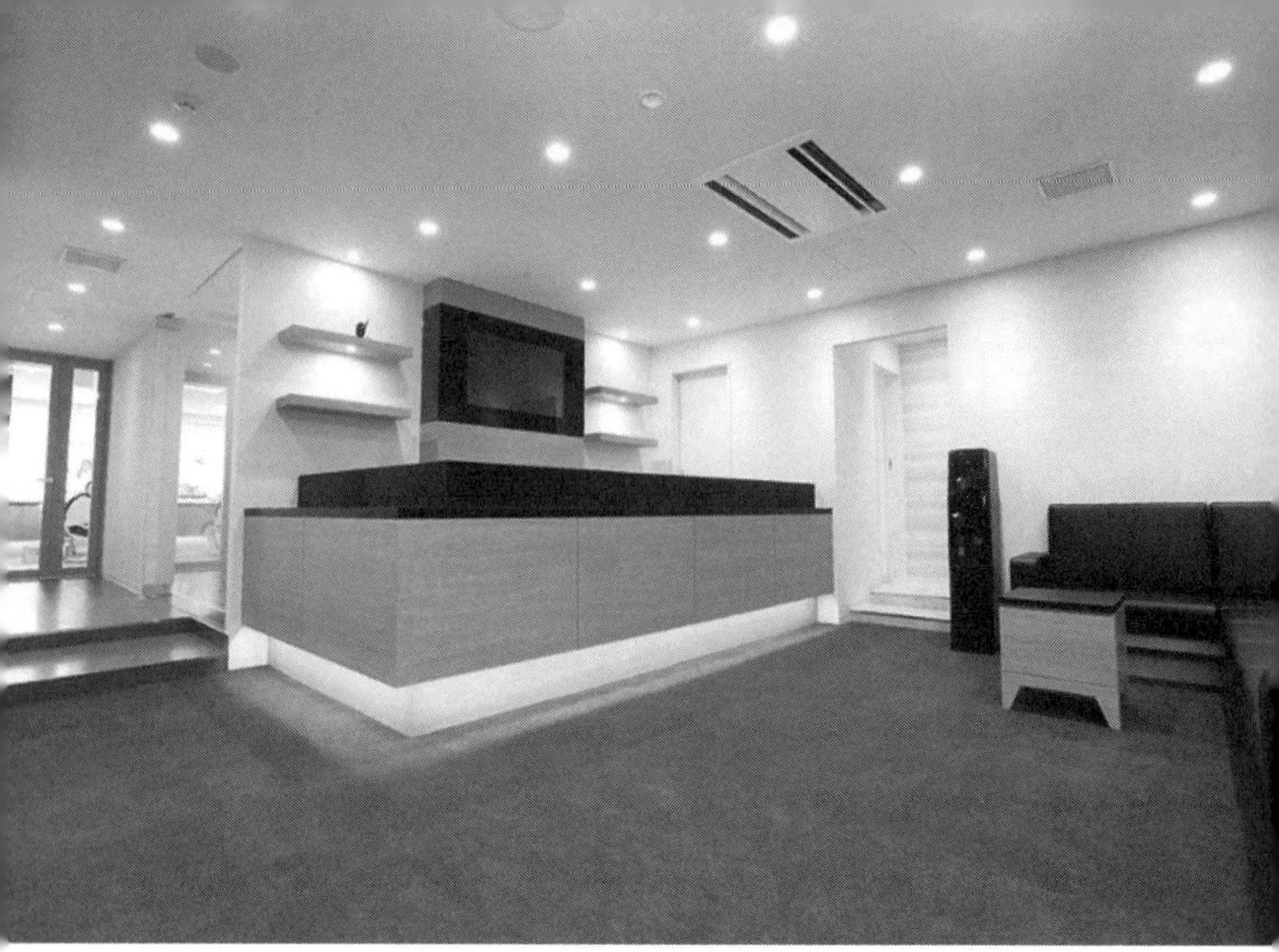

広々とした受付・待合室。毎年クリスマスには高さ240cm のツリーが飾られる。

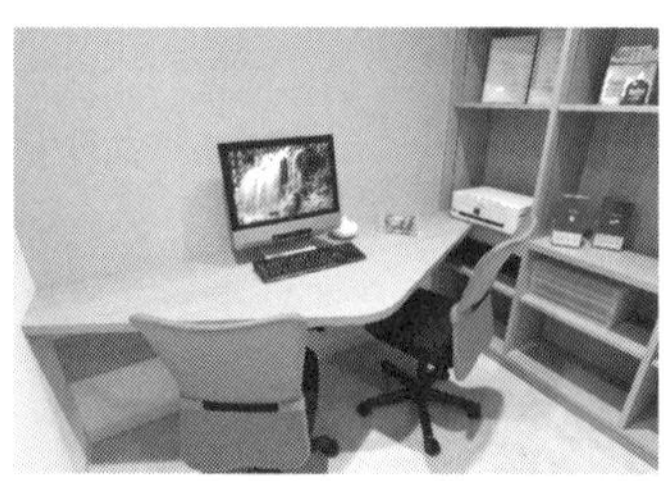

プライバシーが保たれる個室のカウンセリングルーム。

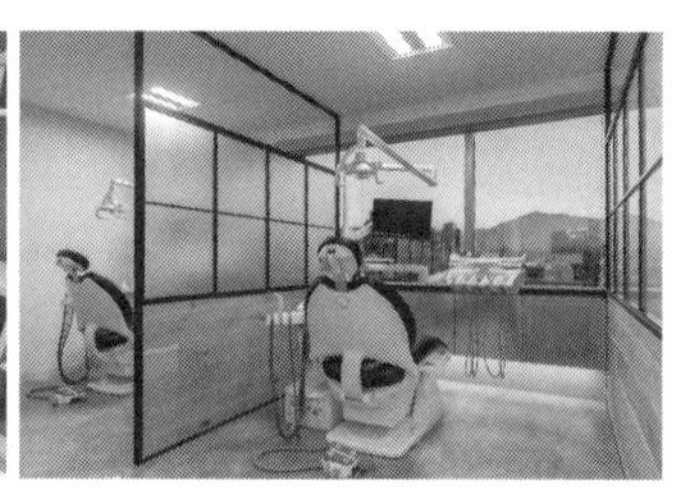

ガラス張りの診療室で外の景色を見ながら治療が受けられる。

※掲載している院内写真は、すべて移転当時のものです。当院は2022（令和4）年に拡張工事を行ったため、一部現状と異なる箇所があります。

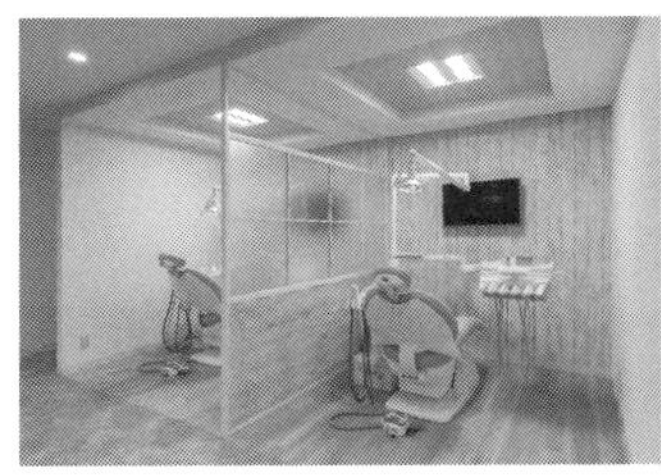

白を基調とした診療室は、おもに予防・メンテナンスの患者用。

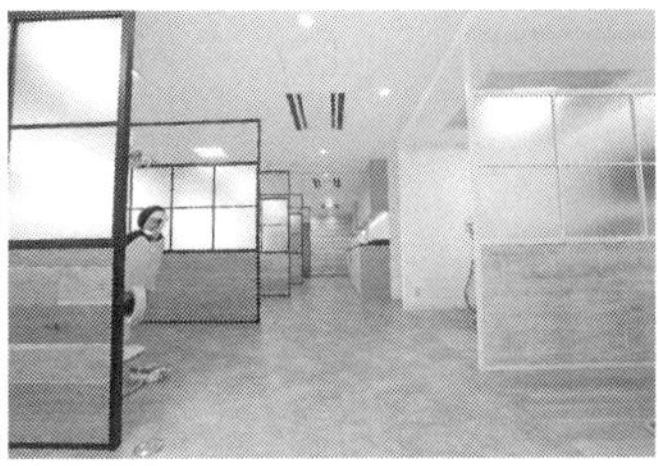

従来の歯科医院の常識を打ち破った斬新なイメージの内装。

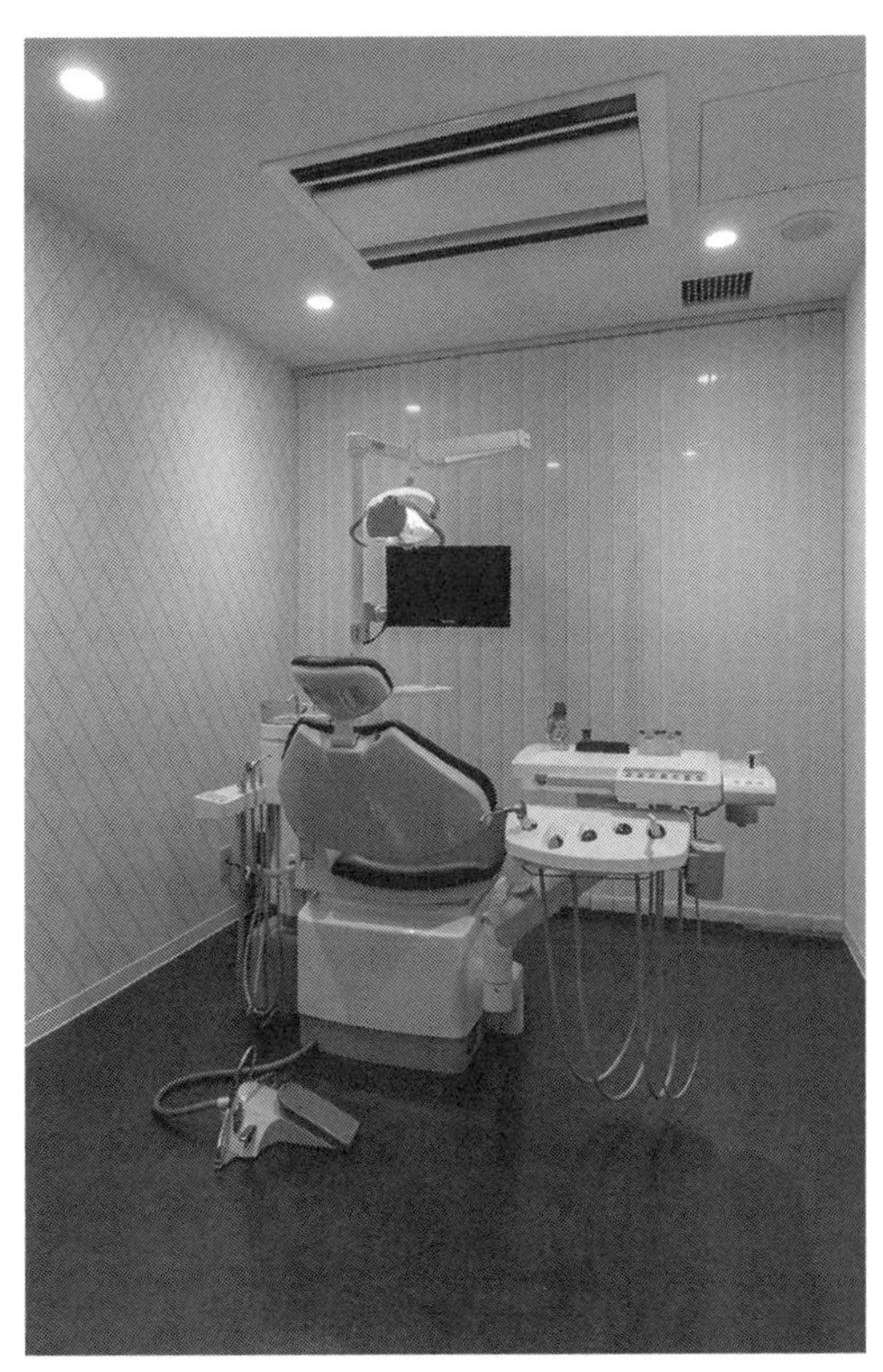

おもに手術やインプラント治療などのための個室診療室も完備。

移転に伴い、テナントの内装設計については、歯科医院の移転、改装を数多く手がけている style-H design works（スタイル・エイチ・デザインワークス）の雨谷さんに依頼しました。

じつは雨谷さんとのご縁も、経営コンサルタントからの紹介です。ご自身が手がけてこられた多くの作品が歯科デザインの本に掲載されている方で、**当院の内装は「歯科医院（医療機関）は白」という固定概念を覆す、木目と黒をモチーフにした居心地のよい空間**となっています。

また、広いテナントが確保できたことで、いろいろと融通が利きました。懸念材料だった駐車スペースも、厚木アーバンプラザという大型複合施設の駐車場（410台）を利用できるため、一気に解消することができました。

タックマンモデルをフル活用

次の目標は、年商2億円です。

これは移転後にもう一人、新しい歯科医の方に来てもらったこともあって、２０１８（平成30）年に達成することができました。１億円を達成したのが２０１４（平成26）年12月でしたから、**4年間で年商が倍になった**わけです。

こうして見ると、あっさりと達成したように思われるかもしれませんが、やはりそれなりの課題はありました。

その一つが、**大人数のチームビルディング**です。

クリニックを少人数で回しているうちは、それぞれ自分に与えられた役割に集中することだけを考えていれば事がうまく運んでいましたが、移転後はスタッフの数がどんどん増えていったため、一筋縄ではいかないことが出てきました。組織がある程度大きくなったり、スタッフが何人も入れ替わったりすると、あらゆる面で戦略的なマネジメントが必要になってくるからです。

そんなとき、経営コンサルタントから学んでいた「**タックマンモデル**」**が、この時期のチームビルディングの参考になりました。**

タックマンモデルとは、アメリカの心理学者であるブルース・タックマンが1965（昭和40）年に発表したチームの発展段階を説明するフレームワークで、次の4段階に分かれています。

◆形成期（Forming）……個人個人がそれぞれの方向を向いている。
◆混乱期（Storming）……意見や個性がぶつかり合う時期。
◆統一期（Norming）……チーム内の役割を明確化する時期。
◆遂行期（Performing）……チームとして成熟し、高い生産性を発揮する。

1977（昭和52）年には、プロジェクト達成後に成果を振り返り、チームを解散する段階の**解散機（Adjourning）**が追加されたことで、現在では合計5段階として語られることもあります。

このように、それぞれのステージに課題が示されているので、自分たちのチームが今どのステージにいるかさえ把握できていれば、あとはその解決に向けて進めていけばいいわけです。

当院でも、1億円を達成したあたりまでは一枚岩となって動いていた感触がありましたが、広いテナントへの移転を機にスタッフが増えていきました。いくら古参のスタッフたちがワンチームとなって同じ方向を向いていたとしても、新人が一人入ってくるだけで急に人間関係が怪しくなってしまい、何をやってもうまくいかなくなることってやっぱりあるんです。

新人のことを助ける先輩スタッフもいれば、そうではないスタッフもいる。実績重視でこれまでと同じ進め方でよしとする人もいれば、そうでない人もいる。あるいは、誰が教育係を務めるかで、ひと悶着が起きる。

一人ひとり意見や考え方は当然のように違うので、それまでの雰囲気が壊れることは、もう避けられないのです。

ただ、こうなるとチームを一から作り直さなくてはいけません。移転後は、その繰り返しでした。

「混乱期は必ず訪れる」ことを想定

ただ、**成熟したチームを作り上げる過程には、途中で必ず「混乱期」がある**という知識を事前に知っていたおかげで、目の前で起きている現実を前にオロオロするばかりではなく、落ち着いて対処することができました。

それこそ教科書通りに、必ず混乱期は訪れます。

バラバラな状態やぐちゃぐちゃの状態になって、どこへ向かっているのかさえわからなくなるのは当たり前。逆に言えば、どんな強いチームも、例外なくこの段階を経験しているということです。

そういう知識をスタッフと共有していたので、「今はこの段階なので、事なかれ主義の仲良しチームを目指すのではなく、個人の意見をぶつけ合うのが健全な姿ですよ」と自信を持って伝えていました。

あるいは、以前に起きた混乱期のことをありのまま伝えたり、仕事の進め方についてもう一度マニュアルに戻って点検してみようと提案したり、目標から逆算して現状でこれだけ上達してくれないと達成は難しいよねと確認したり、とにかく混乱の状況に合わせた対応を心がけていました。

その際に大事にしていたのは、**「この混乱をどう治めるか」という短期的な視点ではなく、次の段階を見据えてチームを一段上のステージに引き上げるというイメージを描くこと**でした。

実際、混乱期にしっかりと意見を主張し合い、お互いのことをよく知り、混沌とした状況から自分たちが進むべき方向性が見つかれば、そこで初めて全員のベクトルが合っていきます。そのタイミングで、スタッフ一人ひとりに目標を持たせることで、充実した「統一期」を過ごすことができますし、必要なぶつかり合いを経て「遂行期」に突入することができれば、以前にも増して強い絆で結ばれたチームを作り上げることができます。

もちろん、いつもいつも冷静に対処できるわけではありませんので、思わず「どうしようどうしよう」とあたふたしてしまうこともないわけではないのですが、そんなときこそ私自身が基本に戻って、「ああ、今はこの段階なんだな」と確認を忘れないようにしています。

このようにタックマンモデルは、知識として知っておくだけでチームビルディングに貢献してくれました。

また、大所帯をまとめるには、よく知られている**「2対6対2の法則」も参考にしました。**

これは上位2割が利益の8割をたたき出し、中間の6割が残りの2割を生みますが、下位の2割は利益に貢献しないという、ある意味とても辛らつな理論です。ここで重要なのは、たとえ下位2割のスタッフを辞めさせたとしても、中間6割のなかから新たに下位2割が生まれるだけ、というところでしょう。

すべてのケースで当てはまるわけではありませんが、まさにその通りになることが少なくないので、私は下位2割を見放すことはなく、〝チームとはそういうもの〟としてあらかじめ想定しておくようにしています。

タックマンモデル
～チームビルディングの４段階～

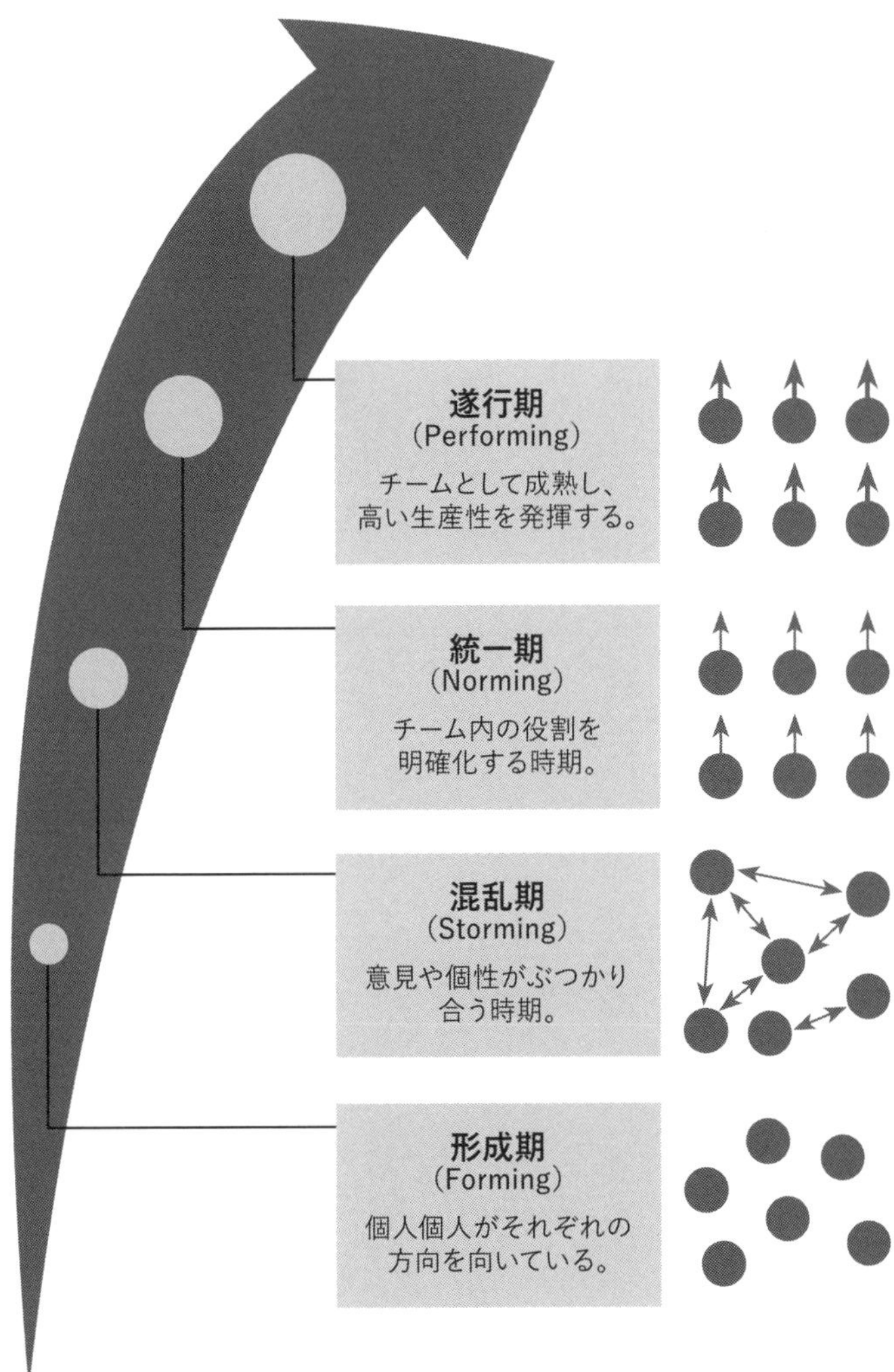

これもタックマンモデルと同じように、知識として身につけておくだけで、チームをいたずらに壊してしまうことがなくなります。

何より、スタッフを無駄に怒ったり叱ったりする必要もなくなるのですから、まさに一石二鳥でした。

組織の力で年商3億円を目指す

年商2億といえば、歯科医院業界でも上位0・5％だそうです。さらに年商3億ともなると、0・1％と言われています。まずはこの高いハードルを本気で目指すことをスタッフと確認し、共有しました。

現在、年商は2億5000万円程度なのであまり大きなことは言えませんが、3億の壁というのはさすがに分厚くて、これまで以上に高い目標と感じています。

よく言われているのは、年商2億あたりまでは個人の力量で何とかなる、ということです。個人というか、一人ひとりが頑張れば2億の壁はクリアできるのですが、これが

3億になると、組織の力がどうしても必要になります。言わば、個人経営から組織経営への転換が求められるわけです。

大所帯になるにつれて、全員と均等にコミュニケーションを図るのがだんだん難しくなり、共通認識が崩れていきます。そこで業務の仕組み化や情報伝達の方法などを整備しながら、ピラミッド型の強固な組織を作らなくてはいけません。院長自身が全スタッフを下から持ち上げるだけの組織では、このあたりが限界です。

実際に経営コンサルタントにも、スタッフ全員が今まで以上に自立し、業務を細分化して組織を組み立てないことには、3億は難しいと言われています。そのために、**幹部スタッフの育成にも力を入れるようになりました。**

幹部育成が目的の経営セミナーや研修会もたくさんあるので、たとえば1オン1ミーティングだったり、コミュニケーションの技術を習得したり、いろいろと宿題が出たりすることで、まずは管理する立場の人間に必要な知識を幅広く学んでもらいます。そこで学んでくると、やはり経営者がどれだけ大変なのかがわかってもらえるので、私にとっても非常に有意義なものとなっています。

もちろん、こうした経営セミナーや研修会への参加が幹部登用の絶対条件ではないのですが、やはり下につくスタッフの立場から見て「この人の下だったら頑張って働こう」と思える何を身につけてほしいと思っています。

ただ、個人的な感触としては、あと一人だけ優秀な歯科医が入ってくれたら、必ず達成できると考えていることも事実です。

もちろん、それがなかなか難しいわけですが。

なぜ難しいかと言えば話は単純で、若い歯科医が本当に見つからないからです。少子化の影響で歯学部生が減っていることもあり、人材不足の状態は今後ずっと続いていくと考えられています。

チームの一員として一緒に年商3億を目指していただける人材となると、やはり新人ではなかなか難しい面もあるので、ある程度の技術と知識を備えた優秀な歯科医というのが条件になります。

しかし、そんな人はたいていすでにどこかに勤めているか、あるいはすでに独立して開業しているか、そのどちらかです。どんな媒体にどれだけ求人を載せても、なかなか見つかるものではありません。

また、地域性の問題も当然影響していると思っています。東京の都心部をはじめ、横浜の中心部やみなとみらい地区なら、もっと簡単に人が集められるはずですが、厚木というちょっと田舎の町では難しいのかな、と思ったりしています。

その他、もっと自分の足を使って、たとえば学会に顔を出して若い歯科医をスカウトするという方法もありますし、実際にそうやって人材を確保しているクリニックもあります。ただ現状、私自身がそこまでエネルギーを割くことができていません。そういう意味では自業自得なのですが……。

これぱっかりは〝ご縁〟という不確定要素の高い問題なので、なかなか難しい面もありますが、3億円の壁を突き抜けるためのラストワンピースがわかっているだけに、歯がゆい思いをしています。

ちなみに、厚生労働省は「歯科医師臨床研修制度」を設けています。この制度にもとづいて指定された施設は、研修歯科医を受け入れることができるので、うまくマッチングすれば、そのまま正社員として勤めてもらうこともできます。つまり、人材不足の問題が一気に解消できるわけです。

ただ、当然のように研修施設に求められる基準は相応に高くなります。

たとえば、一定水準以上の医療設備面だけでなく、質の高い指導を行うことができる人員の配置、体系的な研修カリキュラムなど、たくさんの項目で厳しい基準をクリアする必要があります。私の場合は現状、研修歯科医を育てるための組織作りまでは手が回っていません。

これまでは新人を採用して育てる余裕がなく、採用した歯科医の先生はすべて中途採用で、ある程度仕事ができた人ばかりでした。とは言っても、ここから本気で年商3億を目指す組織を作るためには、研修施設に指定されるよう準備に本腰を入れていかなければいけないと思っています。

「デンタルフィットネス」を導入

最近では、**「デンタルフィットネス」と呼ばれる予防歯科の分野への取り組みも始めました。**

デンタルフィットネスとは、患者さんのセルフケアの習慣化を目的とした仕組みのことで、1カ月～3カ月に一度くらいのペースで予防歯科を行うことで、生涯にわたって自分の歯で食べ物を噛めるようにサポートしていきます。

予防歯科というと、みなさんがまず思い浮かべるのは虫歯や歯周病の予防ではないでしょうか。でも、私たちのクリニックではそれだけにとどまらず、もっと先のことまでを見据えています。

たとえば、噛み合わせが悪いと、ちゃんと食べ物を噛むことができなくなってしまうだけでなく、脳への血流が悪くなることで、認知症のリスクまで高まってしまうと言われています。

また、歯が抜けた後、そのまま放置すると、残った歯に過度の力がかかることになります。その結果、歯が弱くなったり欠けてしまったりするだけでなく、最悪の場合は抜歯が必要になることもあります。

こうした事態に陥らないよう、私たちは一般的な予防を超えて、全身の健康への影響も考慮に入れた治療アプローチやアドバイスを心がけています。

いずれにしても、歯のまわりだけでなく、患者さんの全身の健康を守るという新しい目標ができたので、チーム一丸となって取り組んでいるところです。

患者ファーストのカウンセリングルーム

じつは移転の際に、**個室のカウンセリングルームを2部屋造りました。**移転前は約20坪という限られたスペースに対して、デンタルユニットをどう配置するかという問題に必死に取り組んでいたので、カウンセリングの専用ルームを造るところまでは手が回らなかったのです。

もちろん、カウンセリング自体については気を使っていましたが、やはり患者さん、とくに初診の方にとっては、いきなりユニットのイスに座らされてこれから自分が受ける治療の説明を聞くというのは、ある意味で〝まな板の鯉〟という状態で、とても不安が強いと思うんです。

当院では、初診の患者さんは、まずカウンセリングルームへご案内します。そしてこれまでの治療歴とか、どんな治療が嫌だったとか、逆にどんな治療を望むのかをアンケートやヒアリングで丁寧に尋ねてからユニットへと誘導し、治療を始めています。

初診ではなくても、たとえば自費の治療か保険内の治療か、あるいは歯の種類を選ぶようなときなどはプライバシーを守るためにも、やはりカウンセリングルームにご案内します。

しかも、こちらから矢継ぎ早に質問を投げかけることで、患者さんが焦って決めてしまうということがないよう、トリートメントカウンセラーがしっかりと時間を確保して素材の特徴や補償に関すること、メンテナンスのことなど、できるだけ患者さんご自身が納得できるように説明するように心がけています。

〝痛くない治療〟への徹底したこだわり

また、これはある意味で当然なのですが、**患者さんには治療の内容を決して強要しないことを全スタッフで共有しています。**あくまでも治療の最終的な決定権は患者さんご自身が握っているのであって、こちらは選択肢を提示するだけという姿勢を忘れてはいけないと思っています。

ただ、一度は治療を拒否された患者さんでも、後々になって「やっぱり、あの治療でお願いします」といったように、考えが変わるケースも少なくないので、「そのときにやりたくない場合は、無理して治療しなくてもいい」という方針のもと、患者さんが自宅に帰ったあとも検討できるよう、治療方針についてはできるだけ丁寧に説明するようにしています。

歯の治療に対する〝痛い〟というイメージは、過去の個人的な体験から来るものが大きいので、それを完全に払拭することは残念ながらできません。それならせめて、このクリニックに来ていただいた**患者さんには、痛みを与えたくない。そのためにさまざまな工夫をしています。**

たとえば、麻酔を打つ前には、あらかじめ患部に表面麻酔を施すことで、少しまひさせておきます。また、通常の注射針も一昔前に比べてずいぶん細くなりましたが、当院ではそれよりもさらに細い極細針を使っています。針というのは細ければ細いほど、粘膜内で痛みを感じる「痛点」を減らすことができるからです。

その上で、いざ麻酔を打つ際には、できるだけ痛みを感じさせないように、次の点に気をつけています。

◆痛点が少ない場所を選ぶ……口の中には痛みを感じやすい部位とそうでない部位があり、痛みが少ない部位を狙って注射することで、患者さんの苦痛を軽減します。

◆表面から徐々に深層へアプローチ……針を一気に深く刺すのではなく、ゆっくりと層を深めていくことで、痛みの発生を抑えることができます。

◆針を動かすのではなく口全体を動かす……注射針を動かすと、痛みが増すことがあるため、口全体を少しずつ動かして針が自然に位置を変えるようにします。

◆テンションをかける……注射する部位に適度なテンション（引っ張り）を加えることで皮膚や粘膜を少し引き伸ばし、針の挿入時の痛みを軽減できます。

また、麻酔液を一気に注入すると痛みを感じやすくなるため、一定の圧力でゆっくりと麻酔液を注入できる「電動麻酔」を導入しています。普通の注射だと、どうしても圧力が一定にはならないからです。

麻酔だけでなく、他にも最新の機器を活用しています。

歯医者に対する「怖い」や「痛そう」といったネガティブな感情は、おもに治療時に発生する音や振動にも原因があるのではないでしょうか。とくに歯を削るときに使うタービンという機器から発生する「キュイーン」という高音に不快感を感じる人はたくさんいらっしゃると思います。

私たちのクリニックでは、この問題を解決するために「5倍速コントラ」という特別な機器を使っています。

この機器は通常のコントラモーターよりも5倍速く回転しますので、発生する音や振動が格段に少ないですし、歯科医の目線からもより精密に歯を削っていくことができるので、治療中の不快感を大幅に軽減することができるようになりました。

こうした**最新の機器や治療方法は、「良いものがあれば、どんどん採用していく」という方針なので、自分のなかでいつも情報のアップデートに努めています。**

私は現在でも、興味がある経営塾や研修会を見つけては参加していますので、それらをすでに導入しているクリニックの先生がいれば、評価や感想などを直接尋ねてみますし、あるいはうちに来ていただいている歯科医院専門の経営コンサルタントの先生に他のクリニックの状況を聞いたりしています。

こうして得た知識をもとに検討を重ね、これはと思うものがあればミーティングで報告してスタッフの意見を聞きながら導入しています。

見学希望者が殺到した朝礼

新しい取り組みの一つひとつは、すべて患者さんのため。治療中の痛みや不快感を減らすために、あるいはより信頼される歯科医院になるために、チーム全員で課題を共有しつつ、スタッフの一人ひとりが「自分にできることはないか」と主体的に考えながら試行錯誤を続けています。

実際、**クリニックの経営理念は「多くの方に良い医療を提供し、笑顔で帰っていただくこと」**ですが、大切なのはとくに新しく入ってきたスタッフも含めて、全従業員にこの理念を浸透させていくことです。そのために毎朝の朝礼で、しっかりと言葉にして伝えるようにしています。

じつは歯科医院で朝礼をやっているところはあまり多くないため、たとえば「朝礼がスゴい！」とメディアにも取り上げられたような居酒屋へ見学に行ったりして、参考にさせていただきました。

朝礼の目的の一つは、日々の業務に関する伝達です。

次に、全従業員の気持ちの切り替えですね。オフからオンへと、スイッチを切り替えてもらいます。

そして、理念の浸透です。押しつけがましくならないように、でも一方では「患者さんを笑顔で帰そう」というメッセージが少しずつスタッフの心に染み込むように、毎日繰り返し伝えています。

これらを踏まえて、ちょっと元気系のスタイルで毎朝朝礼を続けているのですが、クリニックを移転する直前あたりの時期に「朝礼を見学したい」という希望をいただいたので受け入れたところ、移転後の２０１５（平成27）年あたりからはクチコミで広がったのか、たくさんの方に来ていただけるようになりました。

「人に見られているから頑張る」というわけではないのですが、わざわざ厚木まで見学に来ていただいた方々ががっかりして帰ってしまわないように、それこそ「見学に来てよかった」「感動しました」と笑顔で帰っていただけるように心がけました。

ただ、今の若いスタッフはどうしても昔のテンションではついてこられないという面もあり、現在はそこまで元気系一辺倒ではないのですが、「人に見られても恥ずかしくない朝礼」を合言葉に理念の浸透を図り、チームとしてよりいっそうの高みを目指しています。

「さかえ歯科クリニック」経営Memo

チームビルディング後編

☑ 患者数の増加に伴い、従来のスタッフルームのスペースに**デンタルユニットを1台増設**。

☑ 駐車スペースが2台分しかなく、**路上駐車問題**に頭を悩ませていた。

☑ 院内が手狭になってきたため、**クリニック移転の計画**を立てる。

☑ 2015年10月、移転完了。**敷地面積3倍、ユニット8台**でリニューアルオープン。

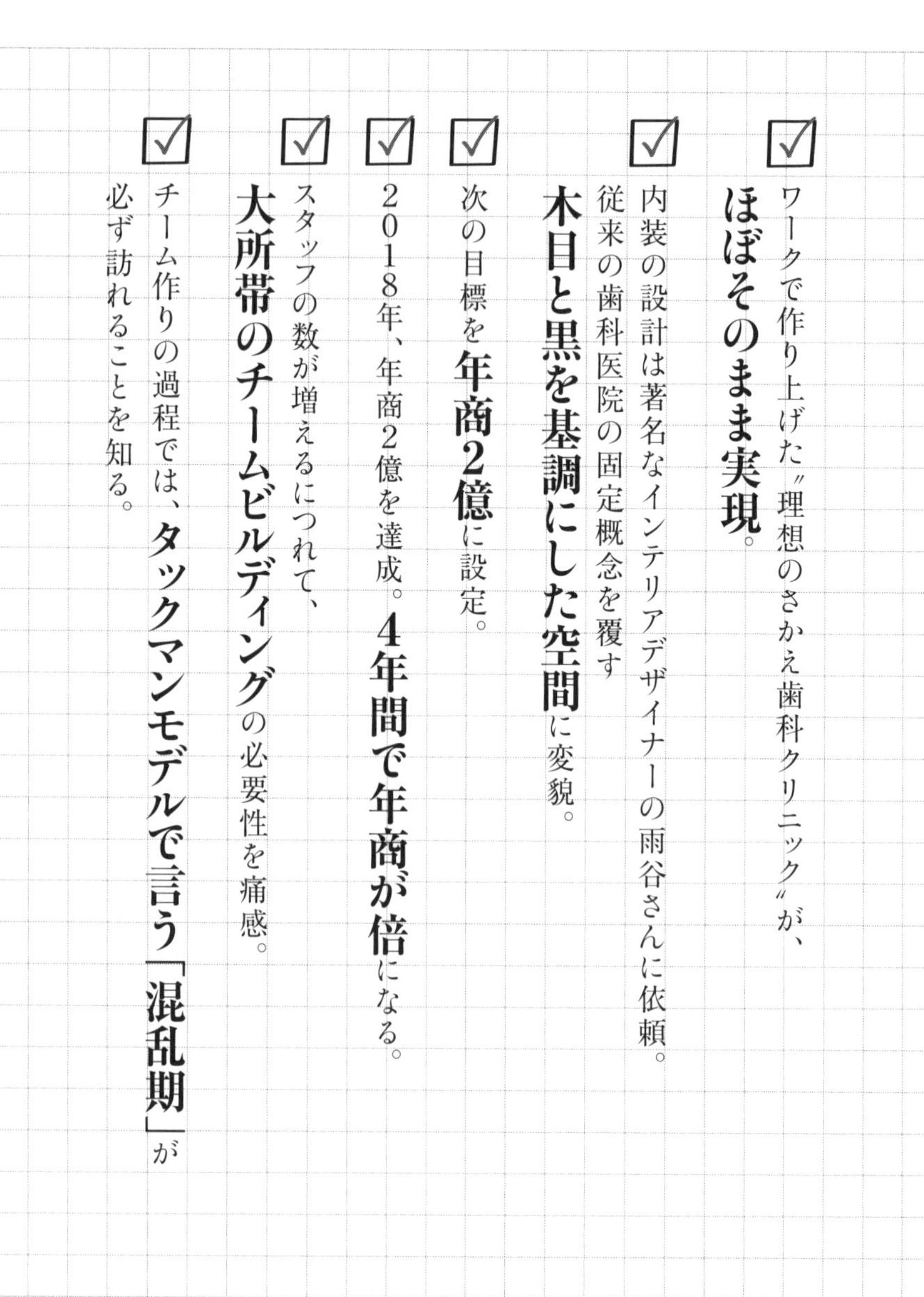

ワークで作り上げた〝理想のさかえ歯科クリニック〟が、**ほぼそのまま実現**。

内装の設計は著名なインテリアデザイナーの雨谷さんに依頼。

従来の歯科医院の固定概念を覆す**木目と黒を基調にした空間**に変貌。

次の目標を**年商2億**に設定。

2018年、年商2億を達成。**4年間で年商が倍**になる。

スタッフの数が増えるにつれて、**大所帯のチームビルディング**の必要性を痛感。

チーム作りの過程では、**タックマンモデルで言う「混乱期」**が必ず訪れることを知る。

☑ 混乱期は「治める」ではなく、**チームを一段上のステージに引き上げるイメージ**で対処。

☑ **2対6対2の法則**の下位2割を見放すのではなく、チームとはそういうものとして想定に入れておく。

☑ 年商3億の壁を超えるには**組織の力が必要**と知り、個人経営から組織経営へ徐々にシフト。

☑ **幹部スタッフの育成**にも力を入れて強い組織作りを目指す。

☑ **予防歯科**への取り組みを始める。患者さんの歯だけでなく、**全身の健康を守る**ことが新たな目標。

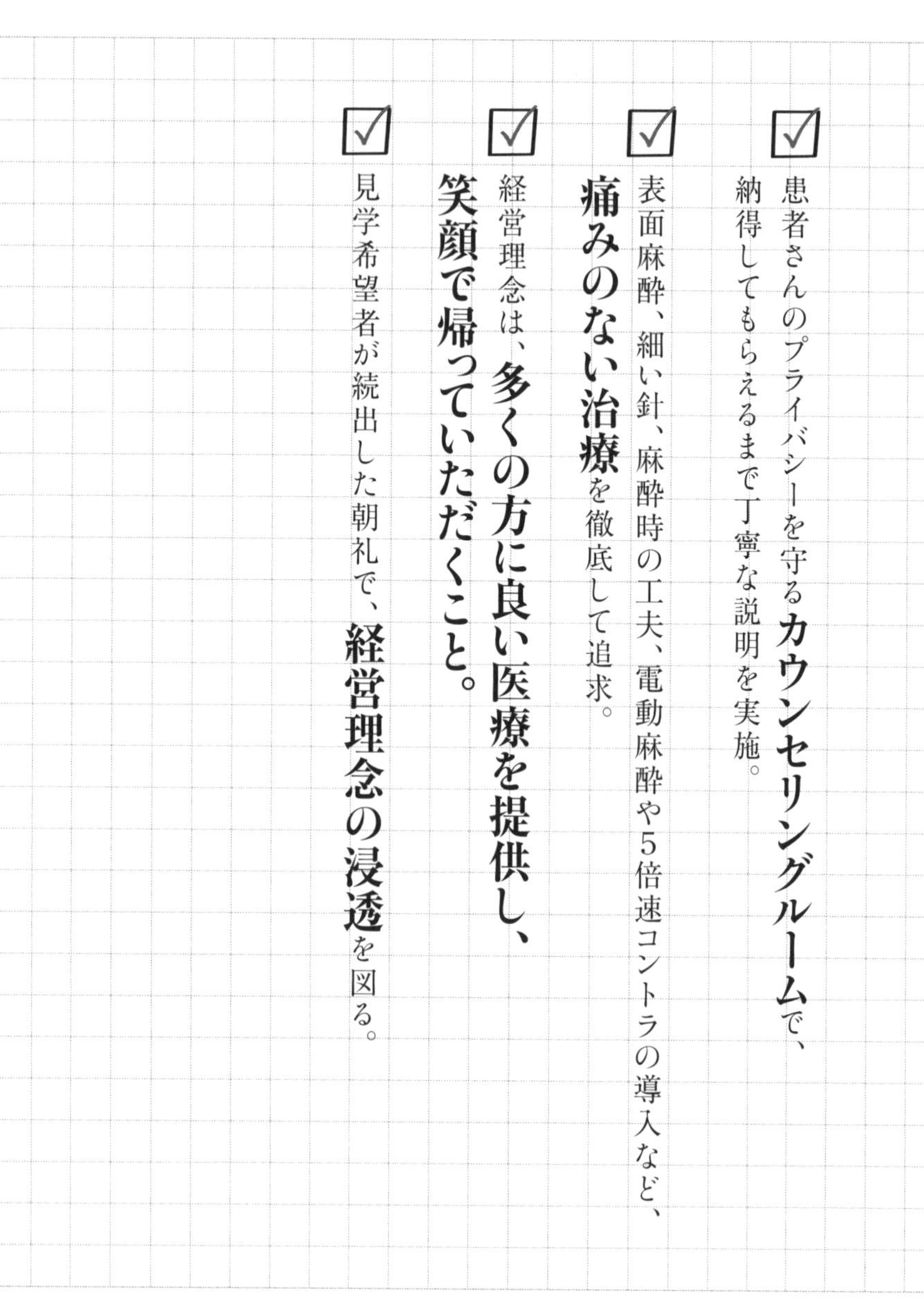

☑ 患者さんのプライバシーを守る**カウンセリングルーム**で、納得してもらえるまで丁寧な説明を実施。

☑ 表面麻酔、細い針、麻酔時の工夫、電動麻酔や5倍速コントラの導入など、**痛みのない治療**を徹底して追求。

☑ 経営理念は、**多くの方に良い医療を提供し、笑顔で帰っていただくこと。**

☑ 見学希望者が続出した朝礼で、**経営理念の浸透**を図る。

第5章

読者へのメッセージ

長いお付き合いの患者さんたち

独立開業からこれまでにご来院された患者さんのなかには、開業当初からじつに30年弱にわたって通い続けてくれているAさんがいらっしゃいます。私自身は過去の自分とはすっぱり決別したと思っているのですが、Aさんがおっしゃるには「先生は昔から変わらないね」だったりします。

その言葉通り、私はクリニックが大きくなったからといって、もう現場で治療には当たらないといったことは一切ありませんし、それこそ暗黒時代から同じように接しています。

つまり、**暗黒だったのは、経営内容と院内の人間関係だけであり、患者さんとの関係は昔から変わっていない**ということです。

一方、昔と大きく変わったところとしてAさんが言うには、「みんな明るくて、元気で、いいですね」です。そこはもう、スタッフのモチベーションやチームとしての連帯感といったものがクリニック全体の雰囲気に直結しますので、いまだに心を砕いているところですが、やはりスタッフのことを褒められると本当に誇らしく、心の底からうれしい気持ちになります。

次は、音楽教室で楽器の演奏を教えているBさんです。

Bさんは、若い頃から歯の汚れと歯並びの悪さに大きなコンプレックスを抱えていました。長年、学校の先生として働いた後、定年退職を機に趣味を生かすために音楽教室を開きましたが、教えているのは管楽器。生徒に向かって口の動きを見せながら教えなくてはいけません。その際にも歯のことが気になり、何とかしたいとずっと考えていたそうです。

60歳を過ぎた頃、Bさんはホワイトニングと歯列矯正を決意しました。治療後、歯は白く、美しくなり、以前にも増して楽器の演奏を教えることが楽しくなったそうです。あれから数十年、もうすぐ90歳になるはずですが、今でも彼の歯は白く美しい状態が保たれています。

家族のみなさんからも「あのとき歯を治して本当によかったね」としばしば言われるそうですし、彼にとってこの治療は単なる見た目の改善以上の意味があったことは明らかでしょう。**充実したセカンドライフのお手伝い**ができたことで、私自身も忘れられない思い出となりました。

また、Cさんは過去にとても痛い思いをしたり、怒られたりした経験から、どうしても治療が怖くて歯医者に行けず、虫歯になっても放置し続けた結果、歯がボロボロになってしまいました。

これではいけないと歯医者を探したところ、私のクリニックのホームページを見て「ここなら、こんな歯でも何とかしてくれるかもしれない」と感じ、思い切って来院されたそうです。

実際に口内を診るとお話の通り、前歯がほとんどなくなっていて、残っていた歯もその多くが歯槽のう漏のためにグラグラしていました。口臭も気になるとおっしゃっていたので、以降は数年間にわたって根気よく治療を続けていく必要があることを、ご本人に伝えました。

最初はやはりとても怖がっていましたが、新しい歯を入れたり、丁寧に説明をしたりして少しずつ治療を進めていくうちに、**やがて以前とは違って人前でも自信を持って笑えるようになり、人付き合いもすっかり変わったんですよ、と笑顔でお話ししてくれました。**

とくにCさんがうれしかったのは、まわりの人から「歯がきれいになったね」とすごく褒められるようになったことだそうです。

現在も定期検診やクリーニング、歯のメンテナンスのため当院に通ってくれていますが、じつは彼女自身が知り合いをたくさん紹介してくれたこともあり、いまだにたくさんのご友人にもご来院していただいています。

最後に、開業当初はまだお母様に連れられて来院していたDさんです。じつは彼女は成長して歯科衛生士の資格を取り、私たちのクリニックで一定期間アルバイトとして働いた後、正式にスタッフとして加わってくれました。

Dさんがこのような形で戻ってきてくれたのは、もちろんご縁という面もあるでしょう。ただ、そんな彼女が就職する際に第一の志望理由としてあげてくれたのは、当院の「人間関係の良さ」でした。**素晴らしいご縁に感謝するとともに、私たちのチームを認めてくれる人がまた一人増えた**ことにも、本当にうれしい気持ちになりました。

重要な数字はスタッフと共有する

さかえ歯科クリニックの歴史を振り返ると、開業以来15年間という長い暗黒時代を過ごしていた私が、なぜ年商3億円を目指すまでの成功をつかむことができたのか。それはもちろん、当院に通っていただいたすべての患者さんと、〝チームさかえ〟の一員として働いてくれたスタッフに支えられてきたからです。

――なのですが、すでにクリニックを経営されていらっしゃる方や、これから独立開業を目指す歯科医のみなさん、あるいは企業でチームをまとめていく立場の方々にとって、もう少し参考になる具体的な話や実践的な話ができればと思いますので、おもに経営やマネジメントに関わることについて、私自身が座学や経験から学んだことを、ここであらためてお話ししましょう。

まずは経営面、とくにお金に関する話です。

私自身、専門的な部分ではないですし、あまり得意な分野ではないことは自覚しているので、**ファイナンス面については基本的に税理士さんやコンサルタントなど、会計や経営のプロフェッショナルと相談**しながら進めています。

これまでに目標として掲げてきた年商の額についても、現在のユニットの台数やスタッフの人数などの経営リソースをもとに業界平均の数字を調べ、コンサルタントと相談しながら、そのレベルよりも少し高めに設定してきました。

ただ、「歯科医だから、お金のことは何も勉強しなくていい」とは思いません。すべてを丸投げしてしまうのではなく、たとえば経費の考え方やキャッシュフローなど、**ある程度の知識は勉強会や書籍などを通して自分でも学んでおく。**そして理解が追いつかない難しい部分については自分で抱え込まず、プロに相談する。そうやってメリハリをつけることで彼らの説明もすんなりと理解できるようになりますし、何よりそれが経営者として成長できる機会になるとも考えているからです。

近年では出口戦略を見据え、ライフプランニングサークル・シャラクの渡部先生の講座で学んでいます。ここでもたくさんの優秀な税理士さんやファイナンスの会社と縁をつないでいただきました。

また、数字の透明性を重視しているので、スタッフには個人の給料以外の数字、たとえば**毎月の売上や経費、全体の人件費などを朝礼やミーティングですべてオープンにして、全スタッフで共有**しています。

その理由は、「売上が2億5000万円もあるんだから、院長ががっぽり持っていってるんじゃないか」と、いらぬ誤解を与えないという面もあります。人件費の欄を見てもらえれば、私は雀の涙ほどしか給料を受け取っていないことが、誰の目にも明らかになるのですから。

ここまで数字をオープンにしているクリニックは少ないと思います。経営塾や研修会などでも、「スタッフとの強い信頼関係がない限り、数字は公表しないでください」とよく言われていますが、私のクリニックにはそれがあります。

実際に、こちらから細かく指示を出さなくても、消耗品の無駄遣いを控えるなどコスト意識が働いてくれるようになりましたし、あるいは目標数値に到達するためのモチベーションアップにつながっているという面も、数字をここまでオープンにしている大きな理由です。

これは余談なのですが、たとえば歯や詰め物を固定する「デンタルセメント」は、わずか一滴で何百円もするほど高価なものですが、慣れない新人のスタッフが誤ってドバッと出してしまい、院長に「いくらすると思ってるんだ！」と怒られてしまう、というケースをよく耳にします。

「この一滴は、コンビニのおにぎり○個分」と、わざわざスタッフに周知させている医院もあると聞きました。

短期的に経費を節約したい場合は、このようにしてスタッフを教育するというやり方も一定の効果があると思います。一方、チームビルディングという面から見るとどうでしょう。やはりスタッフは、「自分は信頼されていない」と感じてしまうのではないでしょうか。

数字を共有する真の目的は、単なる経費削減ではありません。何より大切なのは、スタッフ自身のモチベーションを高めたり、スタッフ間の結束を強くしたりといったように、**あくまでもより強いチームを目指すことにある**のです。

若い頃がむしゃらに働くことの意味

私自身の体験から、歯科医がこの業界を生き抜くために必要と考えているのは端的に言って、**第一に情報。第二に技術。そして第三に人脈**です。

とくに若いうちは、自分の時間を使って普段から幅広い情報を得たり、最新情報にアクセスしたりという習慣をつけてほしいと思います。治療に関する情報はもちろん、たとえばマネジメントやマーケティング、会計の知識など、とにかく仕事に関する情報のアンテナを高く掲げて自分のなかに取り込んでおけば、いずれその情報をもとに道を切り開いていけるはずです。

また、いかに確かな技術を身につけておくかも、その後の歯科医人生を大きく左右します。忙しい毎日を過ごすなか、どうやってその時間を作るのかと聞かれたら、私は昭和の古い人間なので、とにかく夢中で働くことをおすすめします。

厳しいことを言ってしまうと、技術のない歯科医というのは、残念ながら需要がありません。独立開業はもちろん、転職も難しいでしょう。だからこそ、体力があり余っている若いうちは、夢中になって働くことで技術を身につけてほしいのです。

さらに、人脈も同じように大切です。

私自身も多くの人とのつながりができたことで、その後に〝紹介〟という形で優秀な税理士さんや素晴らしい設計士さんなど、本当にいろいろな人に助けてもらうことができました。

また、経営塾や研修会では、同じ志を持つ仲間がたくさんできましたし、「あの人みたいになりたい」といった目標もできましたので、そういう意味でも本当に有意義なものとなりました。

とくに「地域一番実践会」は歯科医院専門の経営塾だったこともあり、同業者同士の交流を通して最新の治療情報や技術の情報を交換することができました。ちなみに、参加していた仲間の多くが私と同じようにチーム作りに力を入れ、結果的にその多くが成功を手にしています。


自分の経験を踏まえて話をまとめると、やはり若い頃は必死に働くというのが何より大事なのではないかと思っています。ひょっとしたら、今の若い人にはあまり響かないかもしれませんが。

コスパを意識して効率的に働きながらプライベートも充実させる、というスマートな生き方ももちろんあります。ただ、がむしゃらになって働けるのは、若い頃の本当に限られた一時期だけではないでしょうか。そこで**夢中になって働いた経験のある人とない人では、10年後に人としての幅や考え方に圧倒的な差が出る**と言われています。

私自身の過去から言っても、それは間違いありません。一生懸命、自分を追い込んだ経験がある人は、裏づけのある自信を手にして「自分はこの先、どんな厳しい状況に置かれても、きっと大丈夫」と思えるようになるのです。

しかも、本気で取り組めば、必ず大なり小なり挫折を経験しますので、そこを乗り越えるメンタルの強さも備わります。つまり、「歯科医の道で自分は生きていくんだ」という覚悟が固まる。その思いの強さこそが、情報・技術・人脈のすべてを吸い寄せていくのだと思います。

リーダーとして尊敬される歯科医を目指す

情報の話が出てきたので、その取り扱いについても少し触れておきましょう。

ネットの世界も含めて情報が氾濫している現代、ともすると新しい治療法が世の中に出てくるとすぐに飛びつきたくなる気持ちはわかります。他の歯科医や他院との差別化を図るために先走ってしまう気持ちもよくわかります。ただ、**患者さんの体を相手にしていることを肝に銘じて、エビデンスだけはしっかりと確認**しておいたほうがいい。それだけは忘れてほしくありません。

もともと組織に守られている若い勤務医は、「先生、先生」と呼ばれているうちに自然と自信過剰に陥りやすい傾向があることも知っておいて損はないと思います。たとえば、組織の中にいるからスタッフがついてきてくれているのか、チームの一員として主体的に動いてくれているのか。そこを見極めることはとても大切です。スタッフに対する気配りがなくなり、だんだん天狗になってくると、なかには「自分がこの医院を支えてやってるんだ」「自分がここを辞めたら大変だろう」という思いが態度に出てしまうような人も実際にいるとセミナーでは聞いています。

一つ言えるのは、それは勤務医だからできることであって、開業するとそうはいきません。尊大な態度の歯科医は、リーダーとして尊敬されないでしょう。スタッフがそういう人についていきたいかどうか、いま一度考えてほしいと思います。

もしスタッフが歯科医についていかないとどうなるのか。私の暗黒時代がそうであったように、受付業務から院内の掃除に至るまで、すべてを一人でこなさなくてはいけなくなります。

また、そういう人に限って「勤務医のうちはこうだけど、独立開業したらちゃんとやる」というようなことをよく口にしますが、いろんな開業医の先生に話を聞いてみた結果、答えはみんな同じでした。絶対に無理だ、と。

ともあれ、**良い治療を提供するには、どうしてもスタッフの力が必要**です。そこのところだけはぜひわかっておいてほしいと思います。

チーム作りは多様性を受け入れることから

現在は多様性が声高に叫ばれる時代ですが、この〝多様性を受け入れる〟という姿勢や心構えは、チームビルディングの際にとても大きな力となります。

ＳＤＧｓ的な多様性とは少し意味が異なるかもしれませんが、クリニックのスタッフは基本的に年齢層がバラバラで、いろんな個性の人が集まります。そこでトップに立つ人が、「あいつはぜんぜん仕事ができない」とか「今の若者はこれだから」とか言って、端から〝自分と同質の人〟だけを受け入れ、それ以外の人には排他的な姿勢を取ったとしたらどう感じるでしょうか。

当たり前のことですが、チームとして機能するわけがありません。

まずは**さまざまなタイプの個性を全部まとめて受け入れる。**その上で、一人ひとりの能力や資質に合った役割を与えていく。そうすれば、スタッフに自信を持って働いてもらえることができるようになります。

たとえ仕事ができないという烙印を押されるようなスタッフでも、チームのために何か働いてもらえそうなことを提案していく。そして**スタッフの承認欲求を満たし、チームへの帰属意識を高めていくことが、トップにいる人間の仕事**です。

チームビルディングのゴールは「院長不在」

成功する、あるいはその成功を維持する。そのために何が必要なのか。

よく聞かれる質問ですが、答えは簡単です。

仕事を楽しむこと。そして成長を実感すること。この2つが、すべてのベースになります。

ただ、私の場合は少し特殊かもしれません。これまでの人生でとくに趣味もなく、それらしきものといえば、学会のときに遠くへ出かける旅行くらいのものでした。

そんな私が、暗黒時代を経て過去の自分と決別し、なりふり構わず仕事に没頭し始めると、心の底から仕事が楽しいと思えるようになりました。自分たちで設定した目標を目指してスタッフと一生懸命働き、その結果としてクリニックが成長してどんどん大きくなっていくことが、本当に楽しかったのです。あるいは、自分自身が成長するというのは、それまで知らなかった世界の扉が開くことなので、これが楽しくないわけがありません。

過去を振り返り、自分のことを冷静に分析すると、「趣味は仕事」というレベルを超えています。この域まで来ると、もう「ストレス解消法が仕事」です。

たとえば、夏季休業や年末年始といった長期休暇はもちろん、日曜日（休診日）でさえも「ああ、早く仕事がしたい」とウズウズし始めるくらいなので、月曜日が超楽しいんです。だから私、まわりによく「ヘンタイ」と呼ばれるんですけれども。

とにかく仕事を楽しむこと、そして自分やまわりの成長を実感することが、成功への第一条件であることだけは覚えておいてください。

一方、幹部のスタッフが育ってくると、ちょっとくらい私がいなくても日々の業務は回っていきます。**歯科医院の業界では、「最終的なゴールは院長不在」とよく言われますが、**うちのクリニックもありがたいことにスタッフが自律的に動いて、ちゃんと運営してくれるようになりました。これは自分の成長というよりも、やはりチームとしてそれだけ成熟したからだと思っています。そのおかげで、私は長期のセミナーに参加できたり、海外の研修会に参加できたりと、さらなる成長に時間を投資できるようになりました。

また、いくら仕事が趣味といっても、忙しくなってくると目先のことしか見えなくなることがあります。それでも時折こうして自分の時間を確保することができていれば、今後のクリニックの展開や戦略といったように、〝大きな目〟で物事を考えることができるので、本当にありがたい限りです。

経営塾や研修会を利用するコツ

15年間にわたる暗黒時代を抜け出せたきっかけとなったのは、やはり「地域一番実践会」という経営塾の存在でした。もちろん、若い歯科医のなかでも独立開業を目指している意識の高い人の多くは、すでに何らかの形で経営塾や研修会などに参加していると思います。

今の時代は、ネットで検索すれば「クリニック経営のコツ」「マネジメント講座」みたいなコンテンツがいくらでも手に入りますし、経営塾や研修会もたくさん開催されています。まさに選び放題という状況ですが、ともすると誰の、どの理論を信じていいのか迷ってしまうこともあるでしょう。

私の経験上、**まずはどこか一つでいいので、継続して参加**してみることをおすすめします。そこで「これだ」と思えば長く続ければいいし、「何か違うな」と感じたらその直感を信じて他のところに参加してみる。こうして、いつも客観的な視点を持っておけば、視野が狭くなってしまう弊害を避けることができますし、何より多角的な物の見方を身につけることができるようになります。

また、とくに経営塾や研修などで学ばなくても、もともとすべてを兼ね備えているスーパーマンのような開業医や開業志望者は、実際にいます。コミュニケーション能力に長けていて、人の上に立つ才に恵まれている。独学で経営やマネジメントの知識も身につけている。歯科医としての技術も申し分ない。しかも、さらっと成功を手にしてしまう。こういう人は、私の体感では全体の1％ほどでしょうか。

その他の多くは、何かが得意だけど、何かが欠けている。やはり得意分野とそうでない分野が偏在してしまいます。

たとえば、治療の技術をどんどん突き詰めていくけれども、他のことにはあまり興味がないという開業医は少なくありません。ついていくスタッフは、みなさん大変でしょうけれど。

それでも不思議なことに、スタッフ側にも「開業医なんだから、院長は技術さえあればいい。あとのことはスタッフがやる」と考えている人はいます。とくに歯科衛生士さんは半分職人気質の方も多いので、どんなに薄給でも、どんなに待遇が悪くても、技術を持った院長ならついていくという人もいます。

そのあたりは、それぞれのクリニックの方針もありますし、個人の資質や志向次第ですから、私が口を出すべき問題ではありません。

さかえ歯科クリニック経営改革の原点

すでに過当競争と言われている歯科医院の業界で生き抜いていくために、**マネジメントやマーケティングなどの知識は、どこかで体系的に学んでおく必要がある**と、個人的には思っています。

では、経営塾や研修会などに参加すると何が得られるかと聞かれたら、テーマや目的によってそれこそ千差万別なのですが、私のような普通の人間にとっては、毎回目からウロコが落ちるような新たな発見ばかりでした。

また、そこで出会った仲間の存在もかけがえのないものでしたし、情報交換や自分の立ち位置を知るという面でも、それこそプライスレスと言えるほど大きな意味がありました。

私が何を学んできたのかについては繰り返しお話ししてきた通りですが、ここでは当院経営改革の原点となった「地域一番実践会」にどう関わってきたのかということについて、一人の参加者の目線からお話ししましょう。

すでに紹介したように、「地域一番実践会」では各回に異なるテーマが設定されていて、10人前後のチームごとに分かれて、実際に取り組んだ内容を「実践事例」としてレポートにまとめて提出します。そのなかから優秀なレポートは冊子に掲載されるとともに、優秀な成績を収めたチームや個人が表彰されるというシステムでした。

私が初めて参加したのは２０１１（平成23）年で、最初の数年間はぜんぜん結果が出なかったことを覚えています。

「いつかあの表彰台の上に立ってみたい」というのがモチベーションの一つでしたが、

毎年参加していてもなかなか実現できず、いつも表彰式では指をくわえて見ているだけでした。当時は悔しさのあまり、誰もいなくなった表彰台にスタッフと一緒にのぼって写真に収めた、なんてこともありました。

また、優秀な成績を収めた受講生のなかからさらに厳選された人は、翌年にゲスト講師として招かれます。つまり、ゲスト講師に選ばれるということは受講生にとって最も名誉なことであり、憧れだったのです。

ちなみに、この経験をヒントに、私は「スタッフも表彰式で壇上に上がる喜びを体験してほしい」と考えました。そこで、２０１４（平成26）年の年末から〈さかえ歯科クリニックアワード〉と銘打った表彰式を毎年行い、全スタッフに対してそれぞれの活躍に応じた表彰を行うようになりました。この場では、翌年のクリニックとしての事業計画を発表するとともに、スタッフ一人ひとりにも来年の目標を発表してもらう「方針発表会」というイベントも同時に行っています。

その後、２０１５（平成27）年には、初めてチームリーダーに立候補しました。それまではずっと受け身の姿勢で受講していたのですが、リーダーとなるとすべて自分で考えて動かなくてはいけません。そこで私は、「みんなで表彰台にのぼろう」を合言葉に、自分だけでなくメンバーの人たちが良い成績を残せるようにフォローしながらワークを進めたり、積極的にコミュニケーションを図ったりしました。また、クリニックでは経営コンサルタントの方にアドバイスをいただきながら、経営塾の取り組みに対して実績をあげたり、プレゼン能力を磨いたりして努力を重ねた結果、見事にベストチームワーク賞をいただくことができました。

なお、この経営塾では、初めて参加する人や基礎的なことを学びたい人はベーシックコース、発展的な内容まで突き詰めたい人はアドバンスコースを選択します。私は2014（平成26）年から両方のコースに参加していましたが、2016（平成28）年には、アドバンスコースのほうでベストチーム賞（リーダー）、また個人でも主催者の名を冠した岩渕龍正賞をいただきました。

二年連続の受賞が評価され、ついに翌2017（平成29）年9月、私はゲスト講師に招かれることになりました。受講生のみなさんの前に立ち、スポットライトを浴びてこれまでの自院での取り組みを1時間半にわたって熱っぽく語りかけた後、たくさんの拍

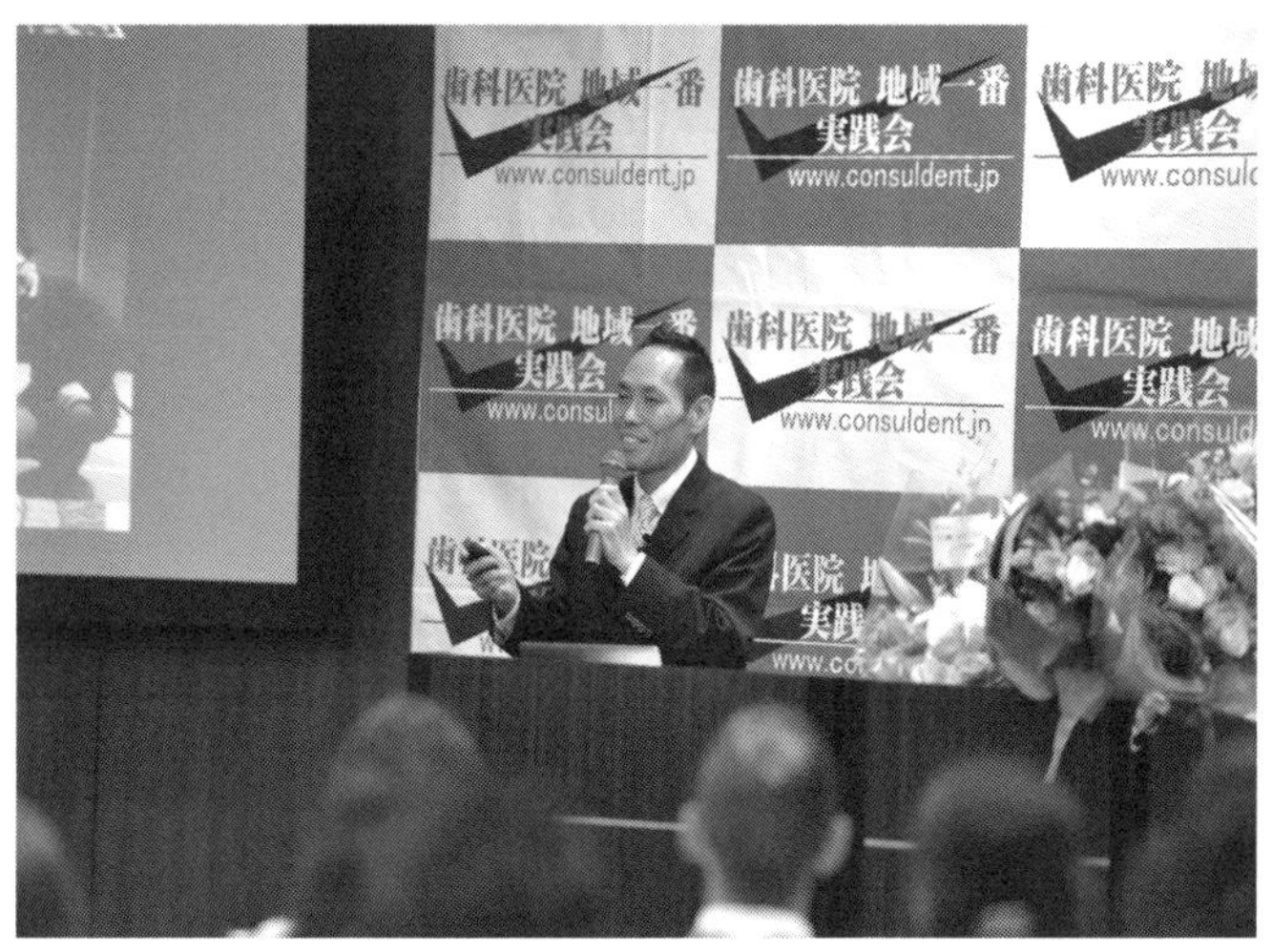

2017年、ついに念願がかなって「地域一番実践会」のゲスト講師として登壇を果たす。

手をいただいたときの感動は、一生忘れられません。

その後は、2017（平成29）年にベストチーム賞アドバンス（リーダー）、2019（令和元）年にベストチームワーク賞ベーシック（サブリーダー）、2020（令和2）年に実践事例ナンバーワン賞をいただくとともに、経営塾で学んだことを実際にクリニックの経営に生かしながらチームや人との関わりを学んでいきました。

こうして足かけ10年ほどは正会員として年に4回、会場で行われる経営塾に参加した後、現在はDVD会員として、各回の録画を見ながらさらに経営の学びを深めています。

ネットワークがもたらすメリット

経営塾や研修会で出会った仲間とのつながりも、言葉にできないほど大きな価値を与えてくれました。

参加者はさまざまな地方から来ていて、北海道から九州まで、全国各地で頑張っている開業歯科医の先生方と知り合うことができました。それぞれのクリニックへ見学に行ったり合同研修を行ったりしながら、私自身も「こんな人になりたい」という目標ができたり、「こういう考え方もあるのか」と新たな発見があったりと、多くの刺激を受けることで、その後の成長につながっています。

私がある程度、実績をあげてきた現在も経営塾や研修会などで学びを継続しているのは、やはり**閉じた世界では得られない最新情報や生の情報をいち早く手に入れられる**という面が大きいと思っています。

たとえば、まだ記憶に新しい新型コロナ対策です。

じつは当院にとって、コロナ禍という環境は、経営的にはそれほど影響がありませんでした。それは経営塾やそこに参加している仲間からの情報で、他の医院がどんな対策をしているのかという情報にいち早くアクセスできたからです。

たとえば、患者さん同士の接触が考えられるスペースはパーティションで区切って飛沫感染を防ぐとか、クリニックで使う備品関係はモノによっては在庫不足が予想されるので、なくなる前に一括購入しておくとか。

あるいは、口腔内をきれいにすることによって、じつは感染のリスクを低下させることができるだとか。消毒さえしっかり行っておけば、必要以上に怖がる必要はありませんだとか。

一般の方々が手探りの状態で疑心暗鬼になっている時期に、そういう情報もたくさん集めることができたので、患者さんへの告知を目的にポスターやチラシを作ったり、もちろんホームページに情報を掲載したりすることもできました。

仮に、個人のネットワークだけが頼りになってしまうと、他の医院がどんな対策をしているのかという情報は、意外と入ってきません。もちろん、学会（セミナー）に出席する機会はあるものの、情報を持っていない同士が顔を合わせたところで、やはりわからないので、苦労した医院も多いのではないでしょうか。実際に、閉院まではいかなくても、患者数が激減して売上が急落し、従業員を解雇するしかなくなってしまったクリニックも少なくなかったと聞いています。

このように、**新型コロナで大きなダメージを受けなかった理由の一つが、まさにこの経営塾や研修会を通じて築いたネットワークの存在が大きかった**のです。

他に理由をあげるとしたら、やはり規模が大きかったことに救われたという面は間違いなくあります。

ウイルスが怖くてなかなか外出できない人がたくさんいた一方、健康に関心のある人は一定数いらっしゃいます。そんな方々は、いわゆる「三密」になりやすい小規模のクリニックよりも、大きなクリニックのほうが安心できたのではないでしょうか。まったくの手探りで対策がわからないクリニックは、厳しい状況だったことが想像できます。その意味では、もし移転前の暗黒時代にコロナ禍が襲ってきていたら、私のクリニックもどうなっていたのかわかりません。

ただ、一番厳しい時期さえ乗り切れば、その後に矯正バブルが訪れたというのも、歯科業界にとっては大きなトピックとなりました。

じつはマスク着用が一般的になってしばらく経った頃、にわかに歯科矯正がブームになり、とくに「インビザライン」というマウスピースを着用する矯正がものすごく人気を集めたのです。

みんなマスクをしているこのタイミングで、こっそり矯正をしてしまおうという、人間心理をうまく突いたブームでした。

ちなみに、当院では「地域一番実践会」や別の大手経営コンサル会社から情報を得て1年前から導入していたので、このブームにうまく乗ることができました。

継続受講で最新情報と新たな視点を獲得

少し話が脱線してしまいましたが、「地域一番実践会」に参加していた仲間のクリニックの多くが、このようにほとんど新型コロナによるマイナスの影響を受けなかったという事実だけを取り上げてみても、**〝ヨコのつながり〟からもたらされる情報がいかに貴重なものか**が、わかっていただけると思います。

また、149ページでお話ししたように、経営塾や研修会は一つのところに変にこだわる必要はありませんが、「ここだ」というところが見つかれば単発ではなく、ぜひ継続学習を視野に入れてください。

たとえば、「今年は自費治療率アップを図りたい」「採用に力を入れたい」「組織を仕組み化したい」など、参加する時々によって院内の課題は変わっていることと思いますが、そのテーマにフォーカスしながら話を聞いたり、ワークに取り組んだりしていると、不思議なことに**同じような内容の講習でも、以前とはまったく異なる気づきが得られる**からです。

これはクリニックが成長していくにしたがって、違う角度から物事を捉えられるようになる、つまり以前の自分とは身になる内容がまったく異なることが多かったという私自身の経験から言えることです。

さらに言うと、**モチベーションの高いスタッフと一緒にこうした経営塾や研修会に参**

加すると、クリニックの成長が加速します。異なる医院のスタッフ同士が交流する機会というのは、そうはありません。他院のスタッフの姿を見て、スタッフも私自身も大いに勉強になりますし、何よりスタッフ間の交流が活発になってお互いに聞き合い、教え合うことで、大いに刺激になるからです。

努力よりも〝正しい選択〟を優先

経営塾や研修会を通してさまざまなことを学び、自分のクリニックで数多くの実践を重ねてきた私にとって、最も価値のある教訓となっているのは、**「努力は尊い。しかし、努力よりも正しい選択を優先する」**です。

選択を間違えると、たとえどんなに一生懸命でも、それは無駄な努力に終わってしまいます。

第1章では、暗黒時代の私がニッチ戦略を勘違いして、結果的に「安い」「早い」を求める患者さんばかりが集まってしまったというエピソードをお話ししました。今でこそ笑い話で済みますが、少なくとも当時の私は「この方向で行こう！」と、真剣に努力したことは間違いありません。要するに、何が正しい選択なのかが、まったくわかっていなかったのです。

確かに、「正しい選択を」と言っても、どこにその基準があるのかは、人それぞれなので難しい面もあるでしょう。

ただ、今の私の場合、当院の経営理念である「多くの方に良い医療を提供し、笑顔で帰っていただくこと」という明確な基準があります。したがって、売上を増やすこと、クリニックを大きくすることは、決して第一義的な目的ではありません。

「その努力は、患者さんを笑顔で帰すことにつながるか？」

これがすべてです。

もう一つ、私が実感を込めて言える教訓をあげるとすれば、「**人は誰でも、いつからでも変わることができる**」です。

私が経営改革に乗り出したのは、47歳のときでした。

暗黒の15年間をノーカウントとして差し引き、32歳でスタートしたと考えたこともありますが、いずれにしてもごく普通の歯科医だった私自身の変貌ぶり、そしてクリニックの成長ぶりについては、本書をここまでお読みになった読者のみなさまには、あらためて説明するまでもないでしょう。

だからこそ、何度でも声を大にして伝えたいのです。

人は変わることができる、と。

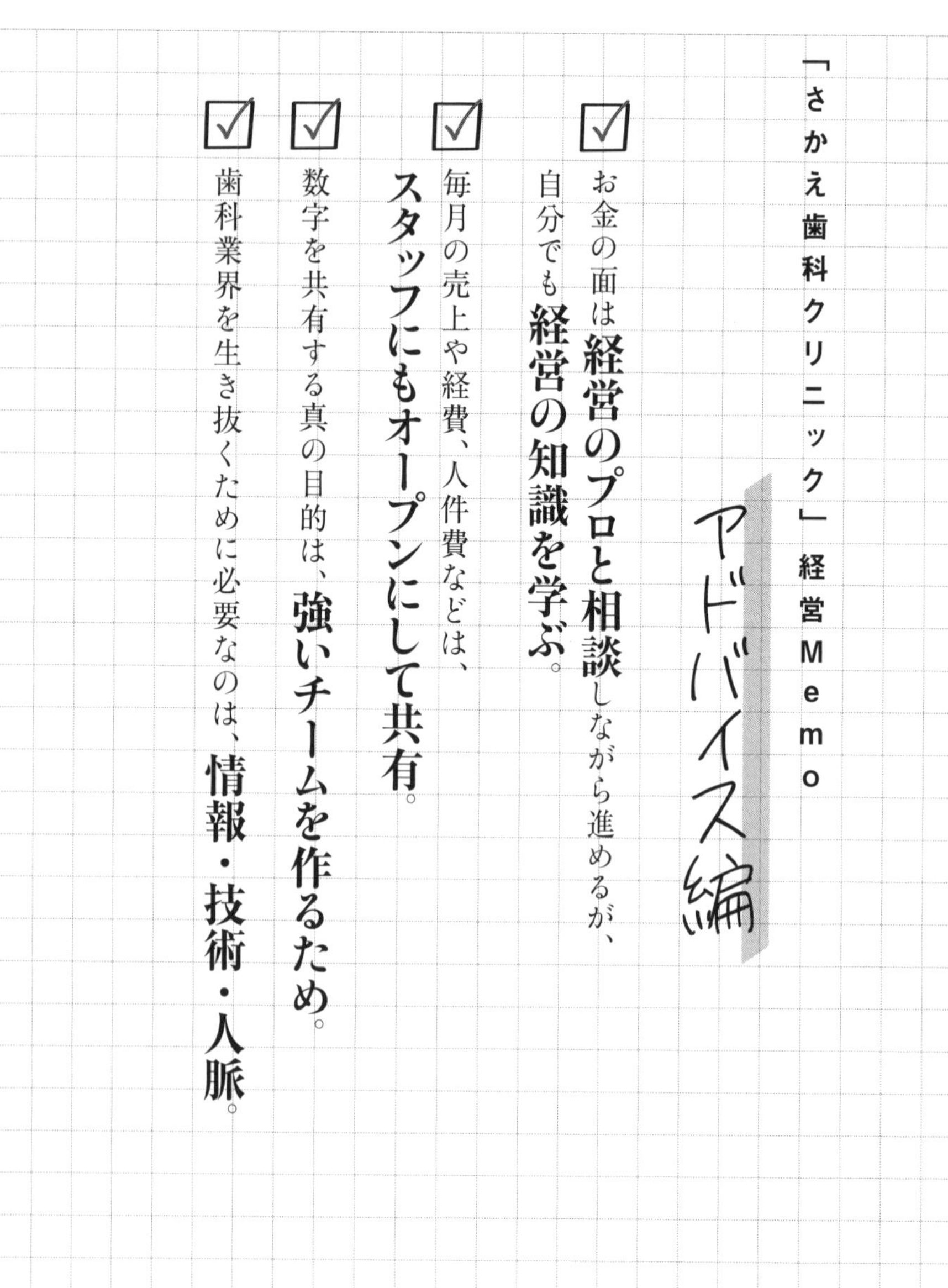

「さかえ歯科クリニック」経営Memo

アドバイス編

☑ お金の面は**経営のプロと相談**しながら進めるが、自分でも**経営の知識を学ぶ**。

☑ 毎月の売上や経費、人件費などは、**スタッフにもオープンにして共有**。

☑ 数字を共有する真の目的は、**強いチームを作るため**。

☑ 歯科業界を生き抜くために必要なのは、**情報・技術・人脈**。

☑ 幅広く情報を取り込んでおけば、いずれその情報をもとに**道を切り開ける**。

☑ 技術がなければ、**需要もない**。

☑ 豊かな人脈は、必ず**自分の身を助けて**くれる。

☑ 自分を追い込んで**一生懸命に働いた経験**の有無は、10年後に圧倒的な差となって表れる。

☑ 新しい情報に飛びつく前に、必ず**エビデンスを確認**する。

☑ 歯科医の力だけでは、良い医療は提供できない。絶対に**スタッフの協力**が必要。

- スタッフ一人ひとりの**多様な個性を受け入れて**、チームへの**帰属意識を高める**のがトップの仕事。

- 成功に必要なのは、**仕事を楽しむ**こと。**成長を実感する**こと。

- チームビルディングの**ゴールは院長不在**。スタッフだけでクリニックを回せるようになること。

- **自分自身やクリニックの成長**のために時間を使う。

- 経営塾や研修会は、**継続参加が基本**。ただし、一つのところにとらわれすぎない。

- 開業を目指すなら、一度は体系的に**マネジメントやマーケティングを学ぶ**こと。

☑「地域一番実践会」では、**数々の賞**をいただいたほか、熱望していた**ゲスト講師**にも選ばれた。

☑継続学習により、同じ内容の講習でも**以前と違う気づき**が得られる。

☑新型コロナで大きなダメージを受けなかった理由の一つは、**仲間のネットワーク**のおかげ。

☑経営塾や研修会は、**モチベーションの高いスタッフと参加**すると成長が加速する。

☑努力よりも、**正しい選択を優先**。

☑人は**誰でも、いつからでも変わる**ことができる。

第6章

スタッフから見た〝チームさかえ〟

スタッフ目線の院長インプレッション

私は「さかえ歯科クリニック」で受付を担当している佐藤です。

この章では院長に代わって私が語り手となり、スタッフ目線で見た当院のこと、そして薩摩林先生のことなどをお話ししたいと思います。

まずは軽く自己紹介をさせていただきます。

私がさかえ歯科クリニックに入社したのは、２０１１（平成23）年4月で、ちょうど院長が言う「暗黒時代」と「第二世代」が入れ替わるタイミングです。

もともとは内科と整形外科がメインのクリニックで、リハビリ助手として働いていました。患者さんとの距離が近くてやりがいを感じていたのですが、私自身この業界でずっと働きたいと思っていたので、医療事務という仕事に興味を持ったことがきっかけで資格を取り、総合病院に転職しました。

ただ、やはり大きな病院の受付という立場だと、どうしても患者さんとの関わりが少なくなります。そこで、もっと患者さんとコミュニケーションを図ったり、深く関わったりしながら直接サポートできるような職場を求めて、当院にたどり着いたというわけです。募集を知ったのは、確か新聞の折込広告だったと思います。

院長とは、採用面接で初めてお会いしました。

気さくで優しそうというか、腰が低いというか、とても人柄のいい方なんだろうなというのが第一印象です。

一般的に、クリニックの院長というと、ちょっと横柄な態度というイメージがありましたが、薩摩林先生はそうじゃなかった。いい意味でフラットに話せる院長の人柄で、私は入社を決めました。

面接から入社までに何があった!?

冒頭で「入社は2011（平成23）年4月」とお話ししましたが、面接はその年の2

月にありました。院長はそのとき、「自分はね、そこそこでいいんだ」「それなりでいいと思っていて」といったようなことを繰り返しおっしゃっていたのですが、4月になっていざ入社してみると、モチベーションというか、意欲みたいなものが全身からあふれていて、**面接のときとは印象が180度変わっていた**のです。私は、「この2カ月で院長に何があったんだろう」と、ちょっとした戸惑いもありつつ、不思議に思っていました。

あとから聞いたところ、ちょうどその年の2月に初めて「地域一番実践会」に参加されてどんどん勉強を進めていたことを知り、ああそういうことだったのかと合点がいきましたが、第一世代からいらっしゃった先輩スタッフの方々はそんな院長の姿に反発していました。

たとえば、院長に「この本を読むといいよ」「これをやっておくといいよ」と言われたとき、先輩スタッフには「そんなの読まなくていいから」「やらなくていいから」と言われたこともありました。やっぱりちょっと怖かったので、私は同期入社の同僚と二人で空気を読んでしまったというか。**先輩方の顔色もうかがいつつ、院長の顔も立てな**

きゃいけなくて、私たちはどうしたらいいんだろうな、と感じていたことをよく覚えています。

院長と同じ経営塾で学ぶ

第二世代にあたるこの時期、院長がよくおっしゃっていたことで印象に残っているのは、「**ここで働くスタッフみんなを幸せにしたい、そのために自分ができることは何でもする**」**という言葉**です。当時はその真意がよくわからなかったのですが、何かがこのクリニック内で起きていることだけはわかりました。

あとになって、経営コンサル主導でさまざまなワークを経験したり、経営塾で院長が何を学んでいるのかを知ったりするにつれて、あのときの言葉はこういう意味だったんだということがわかる、という感じです。

じつは2014（平成26）年には、私も「地域一番実践会」に参加しています。院長とはコースが分かれていたのですが、そこで**院長が目指しているものや、なぜそういう**

思いに至ったのかが、ようやく深いところまで理解できました。

はじめは院長から「誰か行きたい人がいたら、ぜひ立候補して」と言われたのですが、誰も手を挙げません。スタッフのなかでは私が一番年下だったので選ばれないと思っていたのですが、院長から「もしよかったら、佐藤さんに行ってみてほしい」と言っていただいたので、じゃあ行きます、ということで参加が決まりました。

当院のスタッフとしては初めての参加だったので、どういうことを学ぶのかが全然わからなくて不安でしたが、実際に参加してみると、これまで見てきたクリニック内だけの世界がいかに狭かったかを痛感しました。クリニックの中の人間関係、さまざまな取り組み、チームの作り方などが、ある意味でカチコチの固定概念になっていたことに気づいたんです。ちょっと外に目を向けると、こんな考え方があるんだ、こんな方法もあるんだ、いろんな選択肢があるんだと、とにかくカルチャーショックでした。

それと、全国から集まっていらっしゃる歯科医師の方をはじめ、衛生士さんや助手の方のモチベーションの高さにも驚きました。他の医院の方々と交流する機会は、普通ではなかなか得られないからです。

そのなかでチームを組んだ人たちとどう関わるか、自分にできることは何か、そして何よりここで学んだことをクリニックにどう持ち帰るか、どう還元していくかということを考えました。このとき必死で考えて提案したワークのなかには、今でもクリニックで定着しているものもあるので、とてもいい経験だったなと思っています。

私が提案したワークには、たとえば院内の人間関係をよくするために考えた「サンキューカード」があります。これは院長が常々アイデアとして語っていたことをベースにして用紙を作ったり、曜日を決めたりして、実際に運用を始めました。

また、月に一度の個人面談で使う「キラキラチェックシート」というアイデアも出しました。これはたとえば、今月の目標はどうだったか、それを踏まえて来月はどうしていくかなどを記入して、ＰＤＣＡを回していくためのチェックシートです。

スタッフ間に好循環が生まれる

チームビルディングの形にはいろいろあると思いますが、薩摩林先生は決して「おれについて来い」というタイプではなく、みんなに意見を聞きながらスタッフの声に寄り添って物事を進めていくのが特徴かなと思います。

一方、チームの一員であるはずの私はというと、入社当初はモチベーションがそこまで高かったわけではありません。「3年～5年くらい働けたらいいな」と思っていたくらいなのですが、入社して1、2年後にある医院の受付をされている方のセミナーを受けたことが転機になりました。

このセミナーも院長からすすめられて参加を決めたのですが、「受付という仕事に対して、こんなに生き生きと、誇りを持って働いていらっしゃる方がいるんだ」と感じて自分もそんなふうに働けるようになりたいと思っただけでなく、受付という仕事を知ってもらおうと単独でセミナーまで開催されていらっしゃるというその思いの深さにも衝撃を受けて、自分のなかでマインドが大きく変わるのを感じました。

それから他のセミナーにも参加したり、他院へ見学に行ったりしましたが、そのたびに今の自分たちがいる地点はまだまだ低いことを思い知らされます。とくにチーム一丸となって目標に向かっている他院のスタッフを見て、どうすればあのレベルに近づけるのかを真剣に考えるようになりました。

そんな私の姿に刺激を受けたのか、後輩のスタッフが「佐藤さんがこれだけやっているのを見て、私ももっと頑張りたいなと思いました」と言って、「地域一番実践会」のスタッフ育成塾に参加したこともあります。このようにまずは小さな好循環が生まれたことで、やがて**「やろうよやろうよ」という前向きな良い空気感がクリニック全体に広がっていきました。**

でーっかいクリスマスツリーをかざる！

2014（平成26）年12月に目標だった年商1億円に到達するまでは、それこそ〝やればやっただけ成果が出る〟という感覚がありました。**院長が数字をオープンにしてくれているので、より実感が湧きやすかった**のだと思います。

当時の年商は3000万円くらいでしたので、最初はそれを3倍にするなんて本当にできるのかなと半信半疑だったのですが、一歩、また一歩と目標に近づいていくにつれて〝楽しい〟という感触とともに、もう夢中で大きな目標を追いかけていたような気がします。

また、移転というのも私たちにとっては大きな目標でした。

当時は「〇〇年にはこうなっていたいね」「社員旅行は〇〇に行きたいね」といったスタッフの希望をそれぞれ未来年表に書き込んでいましたが、とくに印象的だったのはクリスマスツリーです。

移転前の待合室にもクリスマスツリーはありましたが、高さは130センチメートルと、子どもの身長くらいでした。だから「でーっかいクリスマスツリーをかざる！」という希望が、誰からともなく出ていたのです。

そして移転後、毎年クリスマスシーズンがやってくると、当院の待合室には高さ240センチメートルの見事なツリーが飾られています。患者さんからの評判も良く、スタッフの立場として見ているだけでも楽しい気持ちになりますし、何よりみんなで頑張ってきた証しとしてさらなるモチベーションにもつながっています。

そうやって**夢や目標を一つひとつ達成することが楽しいと思わせてくれたのは、やっぱり薩摩林先生のおかげ**だと思っています。

院長のフォロワーとして

働きやすさから見た当院についてですが、たとえば食事会や社員旅行、産休・育休といった福利厚生も充実していますし、何より個人的な希望を言い出しやすい、と感じています。実際に私も、産休・育休の制度を利用して、現在は時短勤務という形で職場に復帰しています。

また、チームとしては、移転前（第二世代）は仲良く楽しくという感じでとても居心地がよかったのですが、移転後は人数がどんどん増えていったので、また別の面が求められるようになりました。

もちろん、スタッフ同士が仲良しという部分は残しつつ、ただ単に楽しいだけじゃなくて、**それぞれがチームの一員としてしっかりと自分の仕事に責任を持ったり、チーム**

に対して何ができるのかを考えたりというふうに変わっていったと思います。

以前と比べると、規模が全然違いますので、それだけ多くの患者さんに来ていただかなくてはいけないし、それに値する医療を提供しなくてはいけません。さかえ歯科クリニックは地域一番の歯科医院であり、私たちはそこに所属しているプロフェッショナルであるという自負を、いい意味のモチベーションにしていけたらと思っています。

もちろん、新しい人が入ってくるたびにチームとしての統一感というか、完成度みたいなものが下がるという面は避けられませんが、スタッフそれぞれが「患者さんに笑顔で帰っていただく」という経営理念を理解しつつ、みんなで同じ方向を向けるように頑張っているところです。

じつは2017（平成29）年に院長が「地域一番実践会」のゲスト講師に選ばれたとき、自分事のようにうれしかったので、個人的にお祝いの手紙をしたためました。院長は常々、ゲスト講師が目標なんだとおっしゃっていたので、「また一つ夢がかないましたね」という思いを込めて。

ちょっと言葉にするのは難しいのですが、**私たちスタッフにとって院長は、その志についていきたいと思わせてくれる存在**です。

「リーダー」というのは先頭に立って引っ張っていくイメージですし、「仲間」というほどフラットな関係ではない。院長は、その中間の絶妙な立ち位置にいらっしゃると感じています。

私たちはこれからも、**院長が何かをやりたい、こうしていきたいとおっしゃったとき、〝チームさかえ〟としてスタッフが一丸となってそのフォロワーになれるようにしていきたい**と思っています。

院長へ
院長、講演お疲れさまでした。
ついにこの日が来ましたね。今日ここに居られることが、
私はとても嬉しいです。
また一つ、院長の夢が叶う瞬間に立ち会うことが
できました。
ゲスト講師出演が決まった時、院長は真っ先に
私に伝えたいと思ったとメールをくれましたね。
そのメールを見た時、心が喜びと嬉しさでいっぱいに
なりました。まるで、自分の夢が叶ったようでした。
何年か前に院長は、いつかゲスト講師ができたら
いいな〜って、冗談混じりのように話していたけど、
私は院長なら必ず実現させてしまうだろうと思っていました。
だって、院長は今までも口にした事をいくつも実現させて
きたから。だから、きっとこれも実現すると信じていました。
それと同時に、院長のこの目標が叶うように、私も力に
なろうと決めました。
この6年で、医院は大きく変わっていきましたね。
決して平坦な道ばかりではなく、何度も何度も
山を乗り越えて歩んで来たはずなのに、振り返って

院長が2017年の「地域一番実践会」のゲスト講師に決まったとき、佐藤さんが送った手紙。

見てみると、〝楽しかった〟。そう思います。

院長は、可愛いふりして実は胸に熱い想いを秘めています。大変なことほど楽しい、大きな課題ほどわくわくするという、ちょっと変態なところもあります。

でも、院長のそんなところを私はとても尊敬しています。

ちょっと天然でぬけてるところもあるけど、いつもスタッフの成長と幸せを想ってくれる院長が大好きです。

いま私は、長くお休みをいただいてしまっているけれど、戻ってきたらまた一緒にわくわくすることしましょうね。

楽しみにしています。

最後に改めて。院長、ゲスト講演おめでとうございました。

2017.09.10
佐藤 ☺

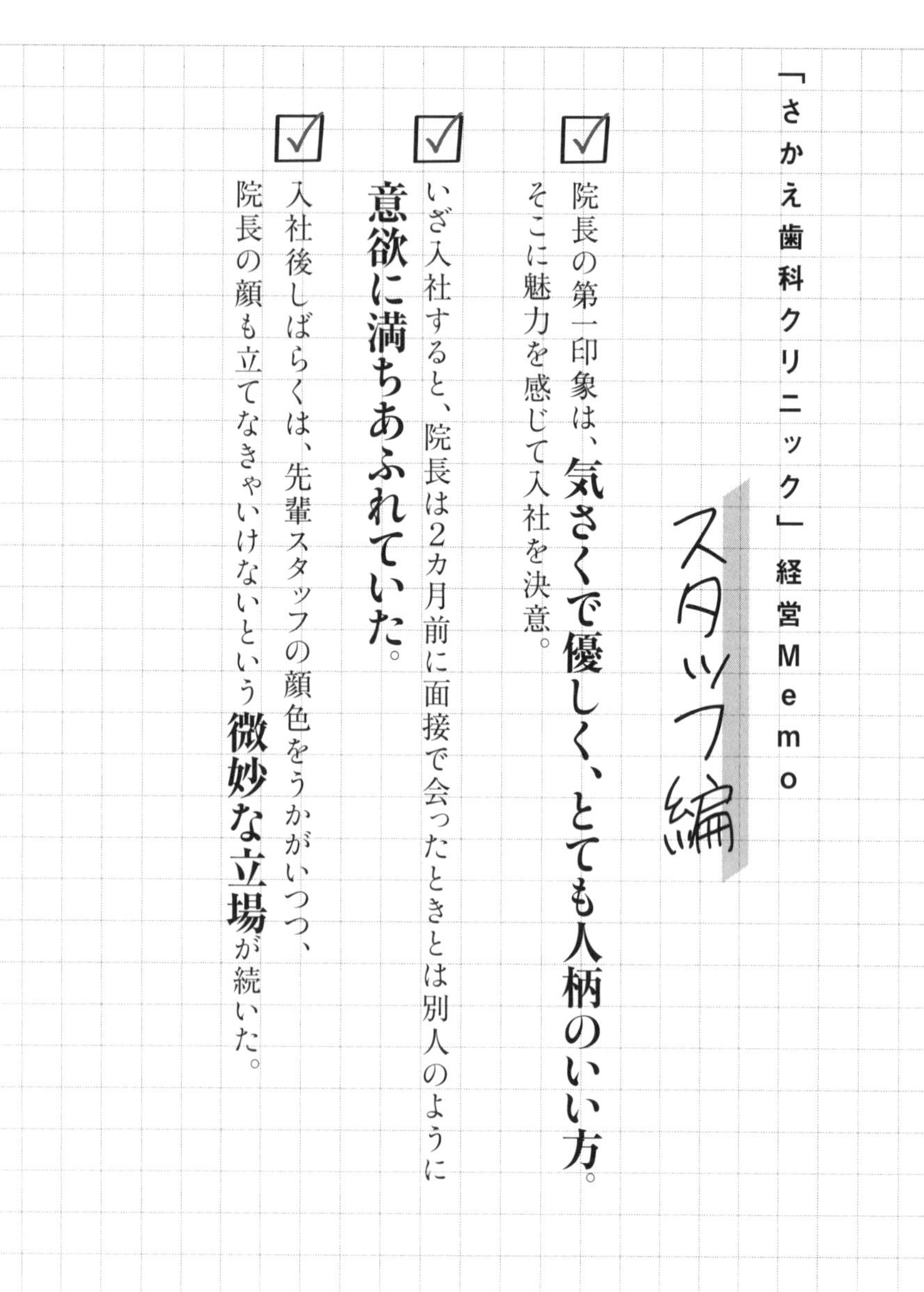

「さかえ歯科クリニック」経営Memo

スタッフ編

☑ 院長の第一印象は、**気さくで優しく、とても人柄のいい方。**
そこに魅力を感じて入社を決意。

☑ いざ入社すると、院長は2カ月前に面接で会ったときとは別人のように
意欲に満ちあふれていた。

☑ 入社後しばらくは、先輩スタッフの顔色をうかがいつつ、
院長の顔も立てなきゃいけないという**微妙な立場**が続いた。

☑ 院長が常々口にしていた「**ここで働くスタッフみんなを幸せにしたい、そのために自分ができることは何でもする**」という言葉が印象的だった。

☑ 経営塾に参加したことで、初めて**院長が目指しているもの**や、**なぜそういう思いに至ったのか**が理解できた。

☑ 経営塾で学んだことを、**どうクリニックに還元するか**を考えた。

☑ あるセミナーに参加したことでマインドが大きく変わり、やがて後輩スタッフにその熱が伝わるなど、**クリニック内に好循環が生まれた**。

☑ 数字をオープンにしてくれたことで、**スタッフも成長を実感**できた。

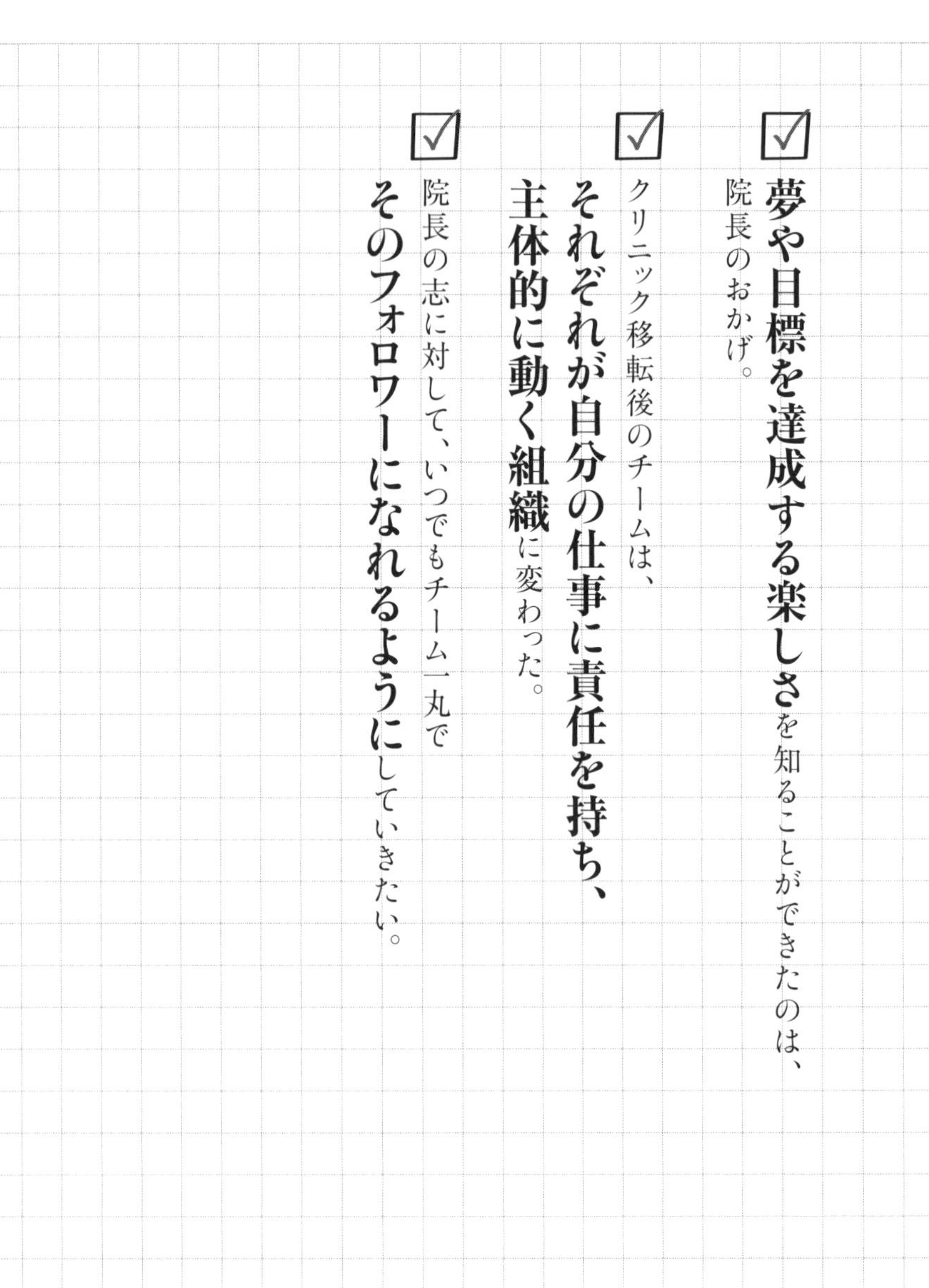
☑
夢や目標を達成する楽しさを知ることができたのは、
院長のおかげ。
☑
クリニック移転後のチームは、
それぞれが自分の仕事に責任を持ち、
主体的に動く組織に変わった。
☑
院長の志に対して、いつでもチーム一丸で
そのフォロワーになれるようにしていきたい。

終章

チームで見る夢

時代の〝ちょっと先〟を見る

時代の変化に乗り遅れないように、私は**いつも時代のほんの少し先を見る**ようにしています。あくまでも〝ちょっと先〟を見ることがポイントで、誰よりも早く時代を先取りしようなどと鼻息を荒くしているつもりはありません。

そのおかげで、前章でも少し触れた「インビザライン」というマウスピース矯正についても、予防歯科である「デンタルフィットネス」のシステムについても、流行り始める少し前に導入を決めることができました。

もちろん、やってみたけど「こりゃダメだ」と失敗することも、けっこうたくさんあります。まさに試行錯誤しながら本当に患者さんのためになるものを見つけようとしているのですが、一方では院長が「よし、明日からコレを導入するぞ」と言っても、誰も協力してくれないので、事前にフリーランスの研修講師を招いて勉強会を開くなど、できるだけスタッフに納得してもらうようにしています。

一般的に人間は変化を嫌う生き物ですから、何か新しいことをやろうとするときには大なり小なり反対意見が出るのは当然でしょう。したがって、私は「**なぜこれを導入するか」という理由、つまり年商3億という目標を達成するため、あるいはより良い医療を提供するため**であるということを、スタッフに対して丁寧に説明することを心がけています。

〝さかえモデル〟で歯科業界の問題に挑む

少子高齢化の影響は、患者さんの年齢層の変化という面ですでにはっきりと表れていますが、これからは働き手不足がより深刻化することが予想されています。歯学部の学生が少なくなってきていることに加えて、歯科衛生士さんの合格率も下がってきているため、これからは若い人材の争奪戦が起きて、ますます優秀な人が集まりにくくなっていくはずです。とくに衛生士さんは、せっかく資格を取っても歯科業界ではなく、一般企業に流れていく人が一定の割合でいます。それはひとえに給料や福利厚生など、いわゆる待遇の問題です。

歯科業界の初任給は平均的に高いのですが、年齢が上がるにつれて一般企業に追い越されていくことが多いと言えます。ほとんどの医院が年商1億以下なので、たくさんのスタッフを抱えたり、分厚い待遇で迎え入れたりしている余裕がありません。これはもう構造的な問題でしょう。一般企業と比べて歯科医院で働くことの魅力やメリットが薄れているなか、あえてこの業界を志すというのは、よほど医療に関心のある一握りの人に限定されてしまいます。

こうした歯科業界の構造的な問題に対してできることは、第一にその逆を目指す、つまり**待遇面をきちんと整備して、安心して長く働ける職場を作り上げる**ことです。

次に重要なのは、人材不足という状況をいったん受け入れて、**少人数でも回していけるシステムを作り上げる**ことでしょう。

当院の特徴の一つは、規模が大きいわりに人数が少ないところにあります。一般的に言って、うちのクリニックのようにユニットが13台あれば、有資格者の歯科衛生士さんも13人、これに有給の関係で1人加えて、14人いなくてはいけないのですが、現状では

9人しかいません。また、歯科医は最低5人くらい必要で、もう1人いれば理想と言われていますが、実際には2人ないし3人の状態が続いています。つまり、どちらもちょっと足りないのです。

とくに昨今は予防歯科の患者さんが増えているので、回り切らないというのが正直なところで、しかもこんなに人数が少ないのに、スタッフはみんな平気で有給を取ります。もちろん、当然の権利なのでそこに文句があるわけではなく、実働人数はもうちょっと少なく見積もる必要があるということです。その上で、スタッフのみんながチームのために走り回り、連携し合って声かけ合って、フォローし合う。そうやって一生懸命働いてくれるおかげで、ここまでの規模まで成長することができました。

新しい人がなかなか入ってこなくても、今いる少数のスタッフでクリニックを回していける（精鋭）集団であること。充実した福利厚生や高水準の給料のため、安心して長く働けること。しかも、スタッフのみんながやりがいを持てること。そんな労働環境を実現する理想的なシステムを、私は勝手に〝**さかえモデル**〟と呼んでいます。

ちなみに、（精鋭）となっているのは、スタッフが飛び抜けて優秀というわけではないからです。みなさん普通のスタッフです。普通のスタッフがチームとして結束することで、大きな力を発揮してくれるのです。

ただ、うちの場合は最初からここを目指していたというよりも、必要に迫られて改革を進めているうちに気づいたらこうなっていた、というのが実情に近いと言えます。いずれにしろ、構造的な問題に負けないこのようなシステムが歯科業界のスタンダードになり、少しずつ広がっていけばいいなと思っています。

地域社会への恩返し

クリニックがある小田急線の本厚木駅周辺は、新宿まで特急ロマンス号で1時間弱とアクセスも悪くなく、とくにコロナ禍以降にリモートワークが一般的な働き方として浸透してきてからは、郊外に拠点を移すことを検討している方々にとって人気の駅として脚光を浴びているようです。

人口が増えているかと聞かれると、そのような実感はあまりないのですが、かつては田んぼだったところに新しくマンションが建ち始めてきたこともあり、確かに若い世代が増えてきたな、という肌感覚はあります。

開業以来、お世話になっているこの厚木の町で、いずれは**地域社会に貢献できるような活動も計画**しています。たとえば、子ども向けの職業体験ミュージアムとして大人気の「キッザニア」の世界観を参考に、子どもたちに歯科医体験をしてもらったり、あとは地域のお祭りのときに何かお手伝いをさせていただいたりとか。

この部分については、まだ十分に手がつけられていないというのが正直なところなので、今後の課題としてスタッフと話し合いながら進めていこうと思っています。

また、当院は**ミッションの一つとして「地域のかかりつけ歯科医を目指す」を掲げています。**従来のように虫歯や歯周病を治すだけではなく、「予防歯科ならさかえ歯科クリニックへ」と地域住民のみなさまに認識していただいたり、患者さんが自ら健康を維持するという目的で定期的に通っていただけたりする、そんな歯科医院にしていきたいと思っています。

ちなみに、予防歯科というと虫歯や歯周病の予防というイメージが強いのですが、当院ではそこから一歩進んで、噛み合わせを矯正することで骨格の歪みが治ったり、認知症のリスクが下がったりといったように、全身の健康維持を見据えたアドバイスと治療を提供しています。

さらに歯周病菌は、糖尿病やアルツハイマー病、動脈硬化、大腸がんなどを引き起こすことが研究によって明らかにされているほか、歯科にも再生医療が適用され始めていることなどから、厚生労働省が旗振り役となって歯科と医科の連携がますます重視されていくことが予想されます。こうした背景を考慮して、私たちも**関連事項への学びを深めながら、将来的には医科との連携を強化していくことも視野に入れています。**

大勢（チーム）で見る夢は現実になる

「経営とは顧客の創造と保持である」とは、マネジメントの父として知られるピーター・ドラッカーの言葉ですが、あまりにも顧客満足度ばかりを優先すると、チームは疲弊してしまいます。

たとえば、いくら患者さんのためとはいえ、診察時間のギリギリまで毎日予約の枠を埋め続けたり、一人ひとりの治療やカウンセリングに時間をかけすぎたりすると、その分だけスタッフも大変になり、良い医療を提供できなくなってしまうのです。

そこでうちではまず、従業員満足度（ＥＳ＝Employee Satisfaction）を上げることに努めています。みなさんもご経験があると思いますが、クリニックの雰囲気は必ず患者さんに伝わります。どのスタッフも疲れ切っていたり、不満顔だったりするより、元気に明るく、生き生きと対応してくれたほうが、患者さんも気持ちよく治療が受けられることは容易に想像できるでしょう。だからこそ、**従業員満足度を上げるというのは、そのまま顧客満足度（CS＝Customer Satisfaction）を上げることにつながる**、つまり両者は比例しているのです。

ＥＳもＣＳも、どちらも同じように大切ですが、このようなロジックが成立しているため、先にＥＳを上げることを私は意識しています。そして、それを実現させるためのシステムこそが、〝さかえモデル〟なのです。

ちなみに、２０１８（平成30）年には、船井総合研究所が主催する「船井デンタルイノベーションアワード」において、２００以上のクリニックのなかから組織力大賞を受賞、同時に従業員満足度も1位を獲得することができました。そして２０１９（令和元）年には25周年記念行事として、医院旅行でハワイに行くこともできました。

チームビルディングのゴールは「院長不在」であり、実際に当院でもそのレベルに到達しつつあるとお話ししましたが、私はそこで終わりだとは思っていません。**大きな目標や夢に向かってチャレンジを続ける限り、チームもまた成長していかなくてはいけないからです。**

そんな思いも込めて、私自身がマネジメントを学ぶなかで手にした最高の教訓を、本書の締めくくりの言葉とさせてください。

〜一人で見る夢は夢でしかない。
しかし、大勢（チーム）で見る夢は現実になる〜

「さかえ歯科クリニック」経営Memo

未来展望編

☑ 流れに置いて行かれないように、**時代の〝ちょっと先〟**を見る。

☑ 新しいモノを導入する際は、**その理由＝大きな目標や企業理念に合致**することをスタッフに説明する。

☑ **「少ない人数でユニットを回す」「長く働ける高待遇」「やりがいを持てる職場環境」**を実現するシステムが〝さかえモデル〟。

☑ 何らかの形で**地域社会への貢献**を検討中。

☑ ミッションの一つとして、**地域のかかりつけ歯科医**を目指す。

☑ 将来的には**医科との連携強化**を視野に入れている。

☑ はじめに、**従業員満足度（ES＝Employee Satisfaction）**を上げる。

☑ すると自然に、**顧客満足度（CS＝Customer Satisfaction）**も上がる。

☑ 大きな目標や夢に向かって挑戦を続ける限り、**チームも成長していかなくてはいけない。**

おわりに

本書が出版される２０２４（令和６）年は、私が「さかえ歯科クリニック」を開業してからちょうど30年という節目にあたります。ライフプランニングサークル・シャラク渡部先生を介して出版の話をいただきましたので、このタイミングを狙ったわけではありませんが、あらためて人の縁の大切さを感じました。

経営とは、人との関わり合いがすべてです。とかくお金に目が向きますが、それは確かに大事。でも、人との縁は、もっと大事です。

長く通っていただいている患者さん。一期一会の患者さん。経営塾の講師や参加者の仲間たち。そしてこれまでずっと変わらずに支えてくれた家族、とくに奥さんには何度救われたかわかりません。

思えば若い頃、あんなに人との接し方がわからなかった自分がここまで変わることができたのは、関わってくれたすべての人のおかげです。

そして当院のスタッフのみなさん。期待を込めて、私からのメッセージを送ります。

夢を持つこと。夢をかなえること。

心が震える体験や達成感。

そのような人生の素晴らしい瞬間を、次の世代のみなさんにこそぜひ体験してもらいたい。みんなで成長してもらいたい。知らない世界を見せてあげたいし、体験してもらいたい。

いろいろな感情が渦巻きますが、最後に私がいつもスタッフのみなさんに伝えていることではあるものの、読者のみなさまにもぜひその思いを知っていただきたく、あらためてここに記します。


みなさんには幸せになってほしいと思っています。

幸せというのは、より物心ともに豊かな人生になるということ。

豊かな人生になるには心の幸せも重要です。

心の幸せというのは、人間として成長できるということ。

何年かたったとき、さかえ歯科クリニックに来てよかったな、いろいろ大変だったけど、人間的に成長できて楽しかったな、そう思ってもらうのが一番うれしいです。

成長というのは、今の自分から一歩踏み出すということ。

人間は、本能的に変化を恐れるようにできていますから、一歩踏み出すというのは勇気のいることなんですね。

ただ、何も変化のない日常で、毎日同じことをやっていては、だんだん心が退化していくんです。

退化しながら楽なほうへ楽なほうへと、自分の基準が落ちていってしまう。

だから、本を読んだり、研修に参加したり、自己投資したりすることで自分を成長させ、幸せをつかんでいってほしいと思っています。

そのために、私は１００％みなさんを応援します！

【プロデュース】
水野俊哉

【取材協力】
渡部憲裕
(ライフプランニングサークル シャラク代表・歯科医師)

【装丁・ブックデザイン】
渡邉民人
(タイプフェイス)

【DTP】
谷関笑子
(タイプフェイス)

医療法人社団SKE
さかえ歯科クリニック理事長

薩摩林昭

さつまばやし あきら

1963(昭和38)年6月9日生まれ。

1988(昭和63)年、鶴見大学歯学部卒業。

同年、神奈川県川崎市宮前区の歯科医院に
勤務するかたわら、
鶴見大学歯学部口腔外科の臨床専科生となる。

1994(平成6)年、神奈川県厚木市にて
「さかえ歯科クリニック」を開業。
以降、15年間の"暗黒時代"に突入する。

2011(平成23)年、
歯科医院専門の経営塾への参加を機に猛勉強を開始。
院内の経営改革に乗り出し、
わずか3年で年商を3倍に引き上げた。
経営塾でも数々の賞を受賞するなど実績が認められ、
複数の大手経営コンサルティング会社の
マネジメントセミナーにて講演を行う。

2015(平成27)年、現在の場所
(厚木アーバンプラザ内)にクリニックを移転。

奇跡を導く
サーバント・
リーダーシップ

スタッフ一人ひとりが輝く
魔法のチームビルディング論

2024年6月27日　初版第1刷発行

著者　薩摩林昭
発行人　大久保尚希
発行元　サンライズパブリッシング株式会社
〒150-0043
東京都渋谷区道玄坂1-12-1　渋谷マークシティW22階
発売元　株式会社飯塚書店
〒112-0002
東京都文京区小石川5-16-4
印刷・製本　中央精版印刷株式会社

ISBN　978-4-7522-9036-0　C0034